名医
讲堂

国家口腔医学中心（上海）科普读物
国家口腔疾病临床医学研究中心科普读物

口腔癌
百问百答

主审 张志愿 张陈平
主编 阮 敏

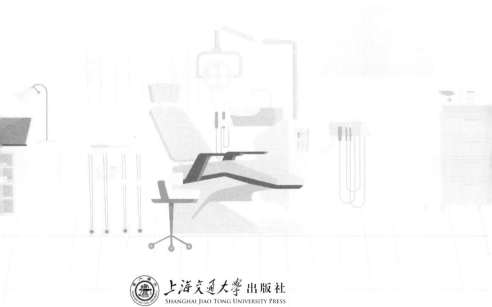

上海交通大学出版社
SHANGHAI JIAO TONG UNIVERSITY PRESS

内容提要

本书是一本关于口腔癌的科普手册。从口腔癌的基础、诊断、治疗、护理和康复知识 5 个方面展开,共有 169 个问答。对口腔癌的发病因素、预防措施做了详细阐述。对口腔癌的评定方法、现有的有效检查手段以及相关检查报告的解读进行了详细解答。对术前的必要评估措施、手术方式选择、术后的注意事项、手术并发症的预防以及术后康复护理措施做了详细说明。对患者治疗结束后的居家自查(包括自查重点和自查方法),以及治疗后的医院随访复查(包括随访时间、随访频率和复查内容)等也都做了详细解析。

本书适合口腔癌患者及家属阅读。

图书在版编目(CIP)数据

口腔癌百问百答/阮敏主编. —上海:上海交通
大学出版社,2024.1
(名医讲堂)
ISBN 978 - 7 - 313 - 29566 - 8

Ⅰ.①口… Ⅱ.①阮… Ⅲ.①口腔肿瘤—问题解答
Ⅳ.①R739.8 - 44

中国国家版本馆 CIP 数据核字(2023)第 191967 号

口腔癌百问百答
KOUQIANG´AI BAI WEN BAI DA

主　　编:阮　敏				
出版发行:上海交通大学出版社		地　　址:上海市番禺路 951 号		
邮政编码:200030		电　　话:021 - 64071208		
印　　制:上海锦佳印刷有限公司		经　　销:全国新华书店		
开　　本:880mm×1230mm　1/32		印　　张:5.5		
字　　数:126 千字				
版　　次:2024 年 1 月第 1 版		印　　次:2024 年 1 月第 1 次印刷		
书　　号:ISBN 978 - 7 - 313 - 29566 - 8				
定　　价:48.00 元				

编委会

主　　审	张志愿　张陈平
主　　编	阮　敏
副 主 编	王进兵　韩楠男
主编助理	王钰璞
插图绘画	李顺顺　张小莉
编　　者	（按姓氏笔画为序）

王子硕	王进兵	王钰璞
阮　敏	孙州驰	孙树洋
杨质彬	杨　峰	李　伟
李华盛	李　行	李顺顺
何阿仃	张小莉	张玉洁
张益益	陆辰康	陈芊烨
周　迪	赵小妹	顾嘉懿
高奕腾	梁微鹏	韩仟昀
韩楠男	雷慧敏	

序

口腔是人体颜面部的重要组成部分,也是呼吸道和消化道的起始部位,承担着呼吸、咀嚼、吞咽和言语等多项重要生理功能。口腔癌是原发于口腔的上皮性恶性肿瘤,在我国,虽然口腔癌的整体发病率并不高,但由于我国人口基数大,每年罹患口腔癌的绝对人口数量还是较多的。更为重要的是,近年来,我国口腔癌的发病率呈现明显的上升趋势,尤其是在有咀嚼槟榔习惯的湖南、海南和台湾等地区,口腔癌已经成为严重的公共卫生问题,威胁着人民群众的生命健康。

作为癌症谱中的"小众"肿瘤,口腔癌一直没有得到大众的关注,老百姓对口腔癌的常识性知识了解甚少。对口腔癌的认知缺乏,会增加大众罹患口腔癌的风险,尤其是不良生活习惯导致的口腔癌;也会耽搁口腔癌的早期发现与治疗,甚至是选择不恰当的治疗方式,延误病情。因此,科学普及口腔癌的相关知识,提高普通民众的口腔健康意识,提升我国口腔癌的防治水平,尤为重要。

上海交通大学医学院附属第九人民医院是国家口腔医学中心和国家口腔疾病临床医学研究中心,口腔癌的临床诊疗水平一直处于国内外前列,在国际上率先提出具有中国特色的口腔癌"综合序列治疗"理念。阮敏教授长期从事口腔颌面肿瘤,尤其是口腔癌的临床诊疗工作,基于长期的临床实践,组织编写了《口腔癌百问百答》这一科普读物。本书以科学理论为基础,从大众视角出发,采集口腔癌患者及家属最关心的问题,结合国内外最新的口腔癌诊疗进展,用老百姓听得懂的方式普及公众的口腔癌知识,解答口腔癌患者及家属的疑惑,以提高他们对口腔癌诊疗全过程的认识与理解,从而更好地配合治疗,快速康复。

本书语言通俗、图文并茂,内容客观全面、科学严谨、实用性强,相信能够提升公众对口腔癌的认知,也有助于口腔癌患者和家属的诊疗康复。

中国工程院院士

国家口腔医学中心(上海)主任

2023 年 11 月于上海

前 言

口腔癌是口腔颌面部最为常见的恶性肿瘤。近年来,口腔癌的全球增长速度较快,2020 年全球新发口腔癌 377 000 余例,死亡 177 000 余例。在我国,近 40 年来,口腔癌的发病率增加了 3 倍,病死率增加了约 4 倍,每年有 1 万余人死于口腔癌。口腔癌不仅影响患者的进食、吞咽和言语等正常生理功能,还会对患者的容貌造成损毁,导致生活质量低下,甚至严重威胁患者的生命。因此,口腔癌已经成为全球性的公共卫生问题,严重影响人民群众的身心健康。

口腔癌的病因、症状、诊断、治疗以及预防等相关知识不仅是经治医师必须掌握的,也是很多患者及家属想要迫切了解清楚的。为了让更多的患者及家属了解口腔癌,本书从不同角度,以问答形式,精选了 169 个口腔癌的常见问题,涵盖了口腔癌的基础、诊断、治疗、护理和康复知识,共 5 个方面内容。本书对口腔癌的发病因素、预防措施,具体到日常生活的衣食住行,做了详细的阐述;对口腔癌早期发现、现有的有效检查手段以及相关检查报告,进行了详细说明。本书为确诊的口腔癌患者细致解答了术前的必要评估措施、手术方式、术后的注意事项、手术并发症的预防以及术后康复护理措施。书中对口腔癌的综合治疗,包括放疗、化疗、靶向治疗、生物免疫治疗和中医药治疗等，也进行了较为详细的讲解。尤为重要的是，本书对患者治疗结束后的居家自查，包括自查重点和自查方法，以及治疗后的医院随访复查，包括随访时间、随访频率和复查内容等也都做了详细解析。

本书依托上海交通大学医学院附属第九人民医院的国家口腔医学中心大平台，以科学研究与临床实践为依据，紧跟国内外诊疗前沿，从公众关心的问题出发，循序渐进，以通俗易懂的问答方式解答口腔癌患者及家属在诊疗过程中经常遇到的相关问题，以达到医师、患者、家属三方共同协作，使患者及家属更加科学地认识口腔癌，对治疗不恐惧、不慌张，对治疗的风险有充足的准备和应对方案，从而更好地配合治疗，达到提高患者生活质量并延长生存期的目的。

由于编写时间仓促，书中难免有疏漏和不足之处，希望读者能不吝指正，使本书在未来能更好地充实和完善，以令更多人受益。

阮敏

2023 年 11 月于上海

目 录

诊断疑问篇

治疗疑问篇

护理疑问篇

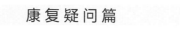

康复疑问篇

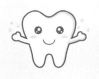

基础疑问篇

1 口腔的结构如何？

口腔，老百姓俗称"嘴巴"，是人类说话与吃饭的重要器官。从三维解剖角度，我们可以把口腔看作是一个立方体。立方体的顶面是硬腭和软腭，老百姓俗称"天花板"；立方体的底面是口腔底部，立方体的前面是上、下嘴唇，立方体的后面是咽后壁，立方体的两侧是面颊。立方体内，有上、下两列牙齿，牙齿周围的牙龈组织，老百姓称为"牙肉"，牙齿的内侧有舌头，占据了口腔的大部分空间；立方体的面上，还会有多个导管的开口，颊部黏膜上有腮腺导管的开口，口底黏膜上有颌下腺导管和舌下腺导管的共同开口，整个口腔黏膜上还有许多小腺体的开口。这些腺体共同分泌唾液，也就是老百姓所说的"口水"，来湿润口腔及食物，便于我们发挥咀嚼和吞咽等生理功能。

2 口腔的功能有哪些？

口腔作为人体的特殊器官，具有多种重要的生理功能。首先是口腔的咀嚼功能，在神经体液调节下，通过牙齿的切断、捣碎和磨细等机械加工过程，使食物与唾液混合，形成食团，为吞咽做好准备。其次是口腔的言语功能，在讲话时，声带所发之音通过咽腔、鼻腔和口腔时，产生共鸣作用，随着口腔组织如舌、颊、腭、牙齿、上唇和下唇的变化，声音得到加工、调整，最终形成清晰的话语。再次是口腔的吞咽功能，在中枢神经系统的控制下，口腔可以将咀嚼运动所形成的食团借助于舌的运动而运送到食管口,然后在咽部肌肉的协同作用下完成吞咽过程,使食物通过食管到达胃部。最后,口腔还具有味觉功能,口腔内的舌头上分布着上万个味觉感受器,也叫作"味蕾",这些味蕾可以接受食物不同味道的刺激,并将信息由味觉神经传送到大脑味觉中枢,使我们能感受到生活中的酸、甜、苦、咸。

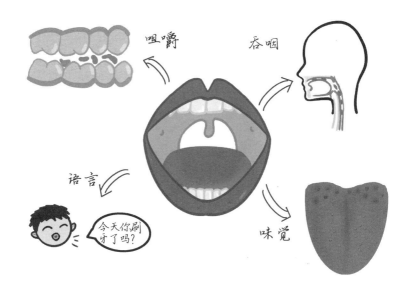

3 口腔也会长癌吗?

人体内每天会有上万次的癌变事件发生,但是,这些癌变事件几乎都会被机体免疫系统识别并清除。然而,在极小概率的情况下,癌变细胞会成功逃避机体免疫清除,得以生存、增殖,形成癌。在人体中,只有没有任何新陈代谢的组织和器官不存在癌变,如牙齿、毛发和指甲。在大多数老百姓看来,"肺癌"和"胃癌"这些字眼会比较熟悉,口腔里长癌似乎闻所未闻。事实上,口腔中的黏膜上皮细胞是一种脆弱且分裂快速的细胞,它们平均每 7～14 天就会更新一次,一旦受到局部刺激,较容易发生癌变,加之老百姓对口腔的认知程度比较低,常常发现比较晚。口腔内,舌头上会长癌,相对比较常见,称为"舌癌";颊部黏膜上也容易长癌,称为"颊癌";牙齿边上的牙龈还有腭部,也就是"天花板"上也都有可能会长癌。

口腔癌的发病率高吗?

根据最新的全球肿瘤发病数据,2020 年,口腔癌是全球第十八大常见的癌症(男性中发病率处于第 13 位,女性中发病率处于第 20 位),占全身恶性肿瘤的 2.0%,占头颈部恶性肿瘤的 40%。根据最新的国内肿瘤发病率数据,2016 年,我国口腔癌的发病率大约在 3.78/10 万,位居我国肿瘤发病谱第 20 位。虽然发病率并不高,但由于我国人口基数大,因此,每年口腔癌新发病人数还是较多,大约为 5.2 万人,死亡人数则超过 2.5 万人。口腔癌中,男性的发病率大约是女性的 2 倍,口腔癌发病率和病死率在 40 岁以前均处于较低水平,40 岁之后开始快速上升,男性上升速度快于女性。特别需要引起注意的是,近年来,以舌根癌和扁桃体癌为代表的口咽癌的发病率明显上升,尤其是 HPV 感染相关性的口咽癌。在美国,2022 年,口腔癌已成为男性第八大肿瘤,在中国,口咽癌发病人数近 10 年来也明显快速增长。

5　口腔癌的高发地区有哪些？

口腔癌在全世界均有发生，但不同地区的发病率明显不同。2020 年全球范围内，太平洋美拉尼西亚群岛的发病率最高，岛内的巴布亚新几内亚独立国，口腔癌发病率最高，达 21/10 万，其次是南亚、东欧、澳洲等地区。在南亚的印度、孟加拉国、巴基斯坦和斯里兰卡等国家，口腔癌相对常见，发病率可达 10/10 万，这可能与当地居民咀嚼烟草和槟榔的习惯有关。在我国，口腔癌的发病率总体较低，但是，在湖南、海南和台湾三个省份较高，尤其是湖南，口腔癌的发病率目前位居全国第一，在男性中，口腔癌发病率达 10/10 万，位居湖南省男性居民肿瘤发病率第五位。这三个地区的口腔癌高发，与咀嚼槟榔这一不良习惯有密切的相关性。

6　口腔癌的病因是什么？

和绝大多数恶性肿瘤一样，口腔癌也是一个多阶段、多步骤的癌变过程。口腔癌的病因涵盖多个方面，包括生活方式、环境因素和生物因素等。现实生活中，与口腔癌发生密切相关的因素包括吸烟、饮酒和咀嚼槟榔；口腔内的牙齿缺损，特别是缺损部位的尖锐边缘，会对舌头和颊部黏膜反复摩擦刺激，也会诱发口腔黏膜的癌变；此外，户外阳光长时间照射下唇，会引起唇癌的发生。特别值得关注的是，近年来，病毒感染也被证明会引起口腔癌，尤其会引起舌根和扁桃体部位的癌变。

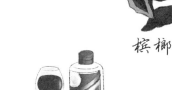

槟榔

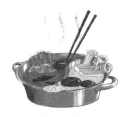

烟酒　　　　　　　　烫的食物

7　为什么吸烟会引起口腔癌?

　　烟草与烟气中含有多种有害物质,特别是烟草中的四种特有亚硝胺具有很强的致癌性。2017 年 10 月 27 日,世界卫生组织国际癌症研究机构公布的《致癌物清单》中,N'-亚硝基降烟碱(NNN)和 4 -(N -甲基亚硝胺基)- 1 -(3 -吡啶基)- 1 -丁酮(NNK)在一类致癌物清单中。吸烟时,这些有害物质会随着烟雾侵入口腔黏膜上皮,诱发癌变。一般来说,吸烟数量与口腔癌的发生密切相关,假设不吸烟的危险度是 1.0,每天吸 10 支烟的危险度上升为 6.0,20 支烟以上则上升为 7.7,40 支烟以上的

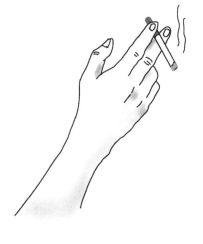

危险度则高达 12.4。此外，吸烟的方式与口腔癌的发病部位也有紧密的相关性，吸纸烟的发病部位多在舌与口底，吸烟斗的发病部位则多在唇部。在印度、意大利撒丁岛、委内瑞拉和哥伦比亚等地，一些人喜好把燃烧的烟头放入口腔倒吸，女性甚多，因此，其中一部分人会出现腭部白斑并在此基础上进一步发展为腭癌。

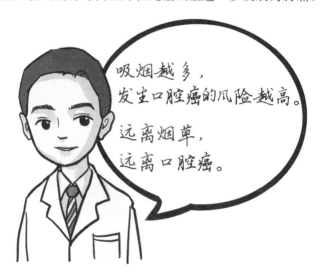

8　为什么饮酒也会引起口腔癌？

中国是一个酒文化非常深厚的国家，从古至今都有饮酒的习惯。但是，饮酒，尤其是过度饮酒，其实对我们的健康是不利的。科学研究已经证实，酒精会增加多种癌症的患病风险，包括口腔癌、食管癌、胃癌以及肝癌等。事实上，酒，化学名也叫乙醇，本身并无致癌性，但是当它进入人体后，会转变为乙醛，这种物质确实有致癌性，它能够直接损伤人体的 DNA，诱发基因突变，从而导致癌症。2012年,世界卫生组织国际癌症研究机构将与酒精饮料摄入有关的乙醛单独列为一类致癌物。酒与口腔癌的关系,除了代谢物乙醛的全身作用外,酒精本身的局部作用也十分关键,酒精有利于口腔微环境内的其他致癌物溶解,譬如烟草燃烧物等。因此,同时饮酒和吸烟对口腔癌的诱发,具有1+1>2的作用,既吸烟又饮酒的人比不吸烟只饮酒的人发生口腔癌的风险高2.5倍。

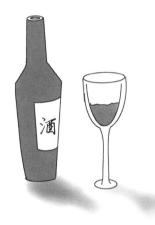

9 咀嚼槟榔与口腔癌的发生有关系吗?

　　早在2003年,世界卫生组织就已经把槟榔列为一类致癌物,经常嚼食槟榔,不但会让自己的牙齿变得敏感,味觉慢慢减退,口腔黏膜变硬,还会让自己的嘴巴没有办法张开,并最终导致口腔癌的发生。虽然并不是所有吃槟榔的人都会患癌,但是经常嚼食槟榔,患口腔癌的风险会明显增加,具体原因包括以下三个方面:

　　(1)槟榔比较硬,在嚼食槟榔的时候容易对口腔黏膜造成机械创伤,反复损伤会引起口腔黏膜下纤维化,这是一种口腔黏膜癌前病变,如果进一步发展,就有可能会形成口腔癌。

（2）槟榔加工过程中的某些添加剂,如石灰等,也会增加患癌风险。

（3）槟榔经过咀嚼之后,槟榔中的化学成分,如槟榔生物碱、多酚等化学物质,通过破损的口腔黏膜深入组织内部,再经过一系列通路,激活癌基因,最终演变为口腔癌。

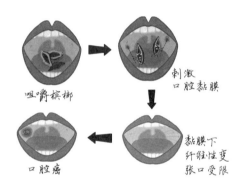

10 病毒感染与口腔癌的发生有关系吗?

病毒感染与口腔癌的发生有密切的关系,特别是人乳头瘤病毒,也就是老百姓常常听到的"HPV"。近年来,研究发现这种病毒不光与妇科肿瘤的发生有关,对口腔癌的发生也有促进作用。口腔内温热潮湿的环境非常适合 HPV 的寄居与生长繁殖,HPV可以进入口腔黏膜上皮细胞,整合进入这些细胞的染色体,通过高表达 E6、E7 蛋白,促使口腔上皮癌变,类似于宫颈癌。近 40 年来,国内外的口咽癌患者数量都出现了大幅增加,研究分析发现,生活方式改变引起的 HPV 相关性口咽癌占据了增长病例的大部分。

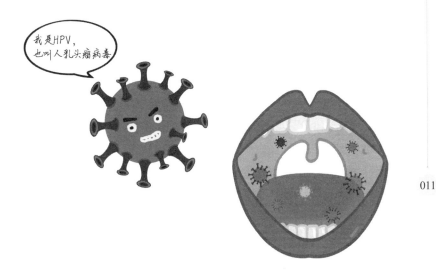

11 牙齿摩擦会产生口腔癌吗？

　　牙齿对口腔黏膜长期、持续的摩擦的确会有引发口腔癌的风险。日常生活中，位置倾斜的智齿、牙齿的锐利边缘以及龋齿导致的残牙、烂牙和尖锐凸起等，极易反复摩擦口腔黏膜表面，形成慢性的创伤性溃疡。长久而反复的物理摩擦刺激，加之局部感染，将会使口腔黏膜进入创伤–修复–创伤–再修复的无休止循环，造成上皮组织炎性浸润，上皮基底硬化，边缘不规则，底部呈菜花状，最终由黏膜感染演变为癌变。因此，普通人群，若发现牙齿对口腔黏膜产生反复的摩擦，就应当尽早就诊，咨询口腔医师的意见，拔除有致癌风险的智齿、尖牙和龋齿。如若存在牙齿长期摩擦导致慢性溃疡的情况,特别是形成的溃疡 2 周以上都还没有愈合,更应该引起重视,及时去口腔科就诊,进行口腔癌筛查以排除风险。

12 劣质义齿和口腔癌的发生有关系吗?

劣质义齿(假牙)的确会增加口腔癌的发病风险。首先,为了节约成本,劣质假牙往往都是由碎钢或是回收的废旧金属等材料制成,质量无法保证,长期使用后容易产生变形甚至生锈,进而出现牙龈磨损、牙周组织被腐蚀等情况,增加口腔癌的发生风险;其次,劣质义齿做工粗糙,精密度和组织贴合度较差,会存在晃动的情况,长期、反复刺激佩戴者的颊黏膜或舌侧缘,产生摩擦溃疡,增加癌变风险。因此,在选择安装义齿时,应当去正规的牙科医疗机构,寻找专业的口腔修复科医生,确保义齿的制作正规与佩戴得当。使用义齿时,要避免义齿对颊舌黏膜造成长期的慢性摩擦损伤。如果佩戴义齿期间出现口腔黏膜创伤、溃疡,超过 2 周不能愈合,或是发现新生肿物,应当立即前往就医,进行口腔癌的筛查。

13 口腔癌的发生部位有哪些?

口腔癌常见的发生部位是在舌头,舌头以两侧舌缘多见,因为这些部位最容易受到牙齿的咀嚼刺激。舌根部也可以发生癌变,由于舌根位置隐蔽,患者不易察觉,因此发现的时候往往都比较晚,舌背部发生癌变则较为少见。颊部是口腔癌发生的另一个常见部位,双侧颊黏膜,特别是中间偏后的位置,最容易受到牙齿摩擦或是咀嚼槟榔等因素的长期刺激,导致癌变。此外,嘴唇(特别是下嘴唇)、牙龈、腭部(也就是老百姓俗称的"天花板"),还有口底(舌头下面)也都可以发生口腔癌。

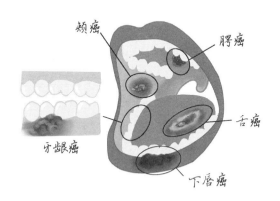

颊癌　腭癌　舌癌　牙龈癌　下唇癌

14 口腔癌的大体病理形态是怎样的?

　　口腔癌的大体病理形态可以分为三类,分别是外生型、内生型和斑块型。外生型是指肿块突出于黏膜表面形成外生物,表面常类似于菜花样,易出血,常伴有表面溃疡、坏死;内生型表面为凹陷、不规则形状的溃疡,周围可呈卷曲状,患者的疼痛感比较明显;斑块型表现为黏膜表面红色或白色的不规则斑块,触诊可及浸润性肿块,此型患者中,早期病例多见。临床上口腔癌常表现为经久不愈的溃疡,即内生型。如果我们在日常生活中发现口腔溃疡超过2周无愈合趋势,特别是溃疡底部还能触及比较硬的硬结,建议尽早去正规医院的口腔科就诊,以免耽误病情。部分口腔癌可由黏膜病如口腔白斑、口腔红斑进展而来,因此,患有此类口腔黏膜病的患者应定期至正规医院口腔科复查,随时监测病情进展。

外生型　　　斑块型　　　内生型

15　口腔癌如何发展而来?

口腔癌大多是在不良因素的刺激下产生的,初起时表现为口腔黏膜上皮的异常增生,进而演变为恶性肿瘤。口腔黏膜上皮的异常增生按照严重程度,一般可以分为轻度、中度和重度。异常增生程度的评判要由专业的病理科医生在显微镜下判断,评判时需结合上皮结构和细胞异型两个方面。如上皮的异常增生达到重度,即可等同于原位癌,此时异常的细胞并未出现浸润,临床及时处理,可获得非常好的预后,也就是治疗效果特别好。原位癌继续发展,异型上皮细胞突破基底膜,向深部组织生长,就形成了浸润性癌。需要注意的是,局部的炎症刺激也可导致口腔黏膜上皮异常增生,但多为轻度和中度,因此,看到异常增生不必过于紧张,还是要结合临床表现综合判断。

16　什么是口腔癌的 TNM 分期?

TNM 分期是口腔癌的一种分期方法,T(Tumor)指肿瘤原发病灶的情况,随着肿瘤体积的增大和邻近组织受累范围的增加,依次用 T1、T2、T3 和 T4 来表示,从大小上来说,T1 和 T2 可以算作早期,T3 和 T4 就算作中晚期了。N(Node)指区域淋巴结在癌变

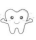

影响下的受累情况,也就是淋巴结的转移状况,淋巴结未受累时,用 N0 表示,随着淋巴结受累程度和范围的增加,依次用 N1、N2 和 N3 表示,一般来说,一旦出现淋巴结转移,就可以理解为中期,或者是偏晚期了。M(Metastasis)指癌症远处转移的情况,多指除了区域淋巴结以外的远处器官转移,包括肺、肝和骨等,没有远处转移者用 M0 表示,有远处转移者用 M1 表示,口腔癌一旦出现远处转移,那就基本是很晚期了,一般不再考虑通过外科手术治疗了。通过口腔癌的 TNM 分期,我们可以理性判断口腔癌的严重程度,综合运用现有的各种治疗方法,更好地制订治疗方案,让患者最大限度地从治疗中获益,提升生活质量,延长生存时间。

口腔癌的 T 分期	
Tx	肿瘤不能评估
Tis	原位癌变
T1	肿瘤≤2 cm,浸润深度(DOI)≤5 mm
T2	肿瘤≤2 cm,5 mm<浸润深度≤10 mm 或 2 cm<肿瘤≤4 cm,浸润深度<10 mm
T3	肿瘤>4 cm,浸润深度>10 mm
T4	达到局部晚期,侵犯皮质骨、下牙槽神经、口底、面部皮肤、咀嚼肌间隙、翼板、颅底动脉或颈动脉

口腔癌的 N 分期	
Nx	区域淋巴结不能评估
N0	无区域淋巴结转移
N1	同侧单个淋巴结转移≤3 cm,无淋巴结外侵犯(ENE)

续 表

口腔癌的 N 分期	
N2	同侧单或多个,对侧或双侧淋巴结转移≤6 cm,无淋巴结外侵犯
N3	转移淋巴结中有>6 cm 或者有淋巴结外侵犯

口腔癌的 M 分期	
M0	无远处转移现象
M1	有向远处组织转移现象

17 口腔癌患者就诊时需要携带哪些资料?

口腔癌可疑患者来医院就诊时,首先要告诉医生口腔内病变的具体位置、发现的时间以及最近的变化情况。如果有下列资料,特别是在其他医院已经做过的一些相关检查或治疗,可以携带好并主动出示给医生:

(1)口腔及颈部的 B 超检查报告。

(2)口腔及颈部的 CT 或磁共振成像(MRI)检查报告或影像胶片。

(3)口腔病变组织的病理报告及 HE 染色切片,如果可以同时携带 10～15 张"白片"更佳,可以做进一步的分子标记检测。

(4)肺部检查报告。

(5)正电子发射计算机断层显像(PET/CT)检查报告。

(6)如果已经做过手术,需要携带既往的手术记录和出院小结。

(7)如果之前已经做过放疗或是化疗,需要携带这些治疗的相关信息,包括放疗小结(放射剂量及区域分布)和化疗小结(包括化疗方案)。

18 口腔癌能治好吗？

多数口腔癌是存在治好的可能性的,但具体还是要根据患者的疾病进展分期及其自身状况等因素综合判断。早期的口腔癌,癌变仅限于局部,没有出现淋巴结转移和全身转移,可以通过手术扩大切除病灶,达到良好的治愈效果;中晚期的口腔癌,随着病情恶化,肿瘤发生淋巴结转移,治好的可能性会下降很多,但通过放疗、化疗以及免疫治疗等治疗方法,也可以在一定程度上控制病情发展,甚至将其转化为一种特殊意义的"慢病",从而延长患者的生存时间,提升患者的生活质量。

目前,全世界范围内,口腔癌的 5 年生存率大约为 65%,也就是说,100 个口腔癌患者,包括早期和晚期的在一起,通过现有的规范治疗,有 65 个患者的生存期会超过 5 年,一般 5 年以后,再出现复发或是转移的概率非常小,也就意味着完全治好了。另外 35 个患者则会在 5 年内出现复发或是转移(特别是在治疗后的第一年或第二年),或因为其他非肿瘤的原因,最终失去生命。事实上,早期口腔癌 5 年生存率可以达到 85%;发生颈部转移的口腔癌 5 年生存率可以达到 68%;而发生远处转移的口腔癌 5 年生存率仅为

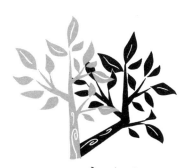

口腔癌 ≠ 死亡

40％。因此,早期发现并治疗口腔癌是非常重要的。

19 口腔癌会遗传吗?

癌症是有一定的遗传易感性的,数据统计显示约 5％的癌症与遗传有关,例如结肠癌、胃癌、乳腺癌、原发性肝癌、视网膜母细胞瘤、神经母细胞瘤等癌症都具有一定的遗传倾向。但是,癌症的遗传性与一般的遗传病又存在很大不同,并非是在家族中隔代相传或是代代相传的,而是一种癌症易感性的遗传,这种遗传是指具有易患某种肿瘤的倾向,例如在家族中子女与父母有同样的饮食习惯、生活环境,因此也同样容易患某类肿瘤。目前的研究表明,口腔癌的发病更多是由抽烟、喝酒、嚼槟榔等不良习惯导致,并没有明显的遗传倾向。因此,在正常、健康的生活环境下,口腔癌患者或亲属完全不用担心下一代会受影响。

20 口腔癌会传染吗?

口腔癌不会传染。传染病是指在人与人之间,或人与动物之间相互传播的疾病,通常由细菌、病毒等病原体引起。常见的传染途径有消化道传播、接触传播、呼吸道传播、血液传播、飞沫传播、性传播、母婴传播、虫媒传播等。譬如,共用餐具可能会导致病毒性肝炎的传播,输血可能会导致梅毒或艾滋病在不同个体间的交叉感染。口腔癌来源于口腔黏膜上皮细胞,是在自身黏膜基础上发生的癌变。事实上,一个人的细胞,包括正常细胞和癌细胞,都

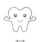

无法在另一个人的体内存活，因此，癌细胞完全不具有传染性，我们也完全不用担心会因为与口腔癌患者共同生活、共用餐具而染上口腔癌。

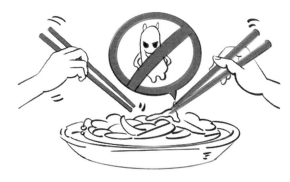

口腔癌不传染

21 口腔癌的治疗方式有哪些？

口腔癌的治疗方式主要有外科治疗，也就是老百姓所说的"开刀"；内科治疗，也就是老百姓所说的"化疗"；放射治疗（放疗），也就是老百姓所说的"照光"或是"烤电"。外科治疗是最有可能实现口腔癌完全治好的一种治疗方式，特别是早、中期口腔癌，外科手术可以切除肿瘤，清除颈部可疑的或是已经转移的淋巴结，还可以同时进行缺损的修补。内科治疗主要是药物治疗，包括传统的化疗药物和新近出现的靶向与免疫药物。放疗一般针对分化程度较差的口腔癌或 HPV 相关的口咽癌。需要指出的是，这些治疗方法常常可以组合使用，譬如放疗及药物治疗常常与外科手术联合，从而有效提升肿瘤切除的安全性，降低术后复发和转移的风险。

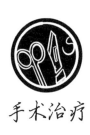

手术治疗　　　　化学治疗

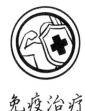

放射治疗　　　靶向治疗　　　免疫治疗

 口腔癌治疗会影响吃饭、说话吗？

　　口腔具有言语、咀嚼和吞咽等多种重要生理功能，因此，口腔癌的治疗对患者的吃饭和说话或多或少都会产生一些影响，影响的程度主要取决于口腔癌的具体发生部位和需要切除的范围。

　　舌头承担了搅拌食物和辅助发音的功能。舌癌患者如果手术切除范围不超过整个舌头的四分之一，一般可以直接拉拢缝合，手术后早期对吃饭、说话会有轻微影响，后期，即术后1～2个月，基本可以恢复到手术前的吃饭和说话水平。接近一半的舌缺损，我们可以通过皮瓣移植的方式修复缺损，患者的吞咽、言语功能在术后2个月左右也基本可以恢复到术前80％的水平。但是，超过一半的舌缺损，即使做了皮瓣修补，术后的咀嚼和言语功能也会受到较大影响，会引起一定程度的进食困难和说话不清。

　　腭癌手术后，腭部会存在一个较大的洞穿性缺损，类似于口腔里开了一个"天窗",患者吃饭时,口腔内的食物会进入鼻腔,严重影响进食;说话时,气流也会进入鼻腔,导致鼻音严重,无法清晰分辨,同样,通过皮瓣或假体修补,这些功能也可以在很大程度上得到恢复。其他部位,譬如牙龈、颊部,对吃饭、说话的影响则相对较小。

23 什么是口腔癌前病变?

癌前病变是指某一种疾病,如果不进行治疗的话,可能会发展为癌。癌前病变是恶性肿瘤发生前的一个特殊阶段,一般情况下,所有的恶性肿瘤都有癌前病变的阶段,但并不是所有的癌前病变都会进展为恶性肿瘤,实际上,只有少部分会发展为癌。口腔癌前病变是指口腔内的一些临床及组织学有改变,并具有癌变倾向的病变,如口腔内常见的白斑和红斑等。口腔癌前病变不是癌,但如果没有及时干预治疗,继续长期受到各种不良刺激,就有可能发展成癌。患者需要重视起来,一旦发现,早做处理。

24 口腔白斑会发展成口腔癌吗?

口腔黏膜白斑是发生在口腔黏膜上的白色斑块,与黏膜平齐或稍有隆起,表面光滑或有皱褶,一般无法擦去,多发生于颊黏膜咬合线、牙龈及舌部。口腔白斑多与吸烟、饮酒、咀嚼槟榔、白念珠菌感染等局部刺激有关。也与维生素 B_{12} 和叶酸缺乏、梅毒感染、放射线刺激、口干症等具有密切关系。口腔白斑是最为常见的一种口腔癌前病变,转变为口腔癌的概率在 $3\%\sim5\%$。因此,对口腔白斑,我们需要重视起来,在积极消除局部刺激因素的同时,可以去口腔黏膜科就诊,在医生指导下使用一些药物,譬如绞股蓝制剂等,进行早期干预治疗,并定期观察,如有癌变倾向(譬如局部增大、隆起、表面粗糙或糜烂等),则需及时接受手术治疗。

25 口腔红斑会发展成口腔癌吗?

口腔红斑是发生在口腔黏膜上的鲜红色、天鹅绒样斑块,在临床和病理上不能诊断为其他任何可定义的病损,常表现为口腔黏膜微隆起、局限性红斑,伴有烧灼感及疼痛感。口腔红斑属于口腔癌前病变,并且在癌前病变当中,口腔红斑是最倾向于发生癌变的,恶变率也是最高的,临床诊断为口腔红斑的患者,在病理诊断时,可能有35%的患者已经是早期鳞状细胞癌了。由于其细胞的DNA发生了异常增殖,如果不对口腔红斑进行相应的治疗,其最终的结果大多是向癌变的方向发展,只是具体发展成癌的时间因人而异,部分患者时间短,部分患者时间长,甚至可以长达几年。因此,对口腔红斑一定要高度重视,早期就要积极治疗,尽量在癌前病变阶段将其治愈。

26 口腔扁平苔藓会发展成口腔癌吗?

口腔扁平苔藓是一种口腔黏膜浅表性、非感染性的黏膜病变,主要表现为白色花纹,也称"珠光样白色条纹",还有一部分患者会出现充血、发红,甚至糜烂等表现。口腔扁平苔藓有多种致病因素,如免疫功能失调、心理因素、遗传因素、病毒感染等。一般来说,只有白色花纹而没有明显症状的扁平苔藓是不需要进行治疗的,然而,有长期糜烂病损者,需要警惕癌变。口腔扁平苔藓虽然属于一种癌前状态但癌变概率仅为 1%~3%,低于口腔白斑和红斑,因此,不需要过度紧张,绝大多数的患者在经过积极、规范的治疗后,病情都可以得到控制,症状得到缓解,对日常生活的影响较小。

27 口腔黑斑会发展成口腔癌吗?

口腔黑斑是发生于口腔黏膜的黑色斑块的总称。黑斑可能发生在口腔的任何位置,包括腭部、颊部、唇部和牙龈,舌部黑斑较为少见。口腔黏膜上的大多数黑斑,可能只是黏膜下出血点引起的局部色素沉积。但如果是色素细胞聚集形成的黏膜黑痣就要特别当心了,因为口腔黏膜的黑痣类黑斑在日常生活中会频繁受到刺激,有一定的概率发生恶变,形成恶性程度极高的口腔黏膜恶性黑色素瘤。这类肿瘤发展迅速,淋巴结及远处转移较为常见,5 年生存率仅为 15%,其中早期患者 5 年生存率一般不超过 30%,晚期患者 5 年生存率则更低。因此,如发现口腔黑斑病变,建议提前进行预防性切除,在明确诊断的同时进行早期治疗。

28 口腔癌会引起颈部淋巴结肿大吗?

淋巴结是机体重要的外周免疫器官,正常人体颈部分布有众多淋巴结,但是这些淋巴结通常都比较小,直径多在 10 mm 以内,很少超过 20 mm,表面光滑、柔软、活动,且没有压痛。口腔癌是会

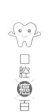
引起颈部淋巴结肿大的。口腔癌发生的早期，口腔黏膜局部会发生溃疡等炎症反应，炎症因子会引流进入颈部淋巴结，引起淋巴结内免疫细胞的反应性增生，导致淋巴结肿大。这种肿大只是炎症反应性肿大，并没有癌细胞的参与。但是，随着癌变发展，癌细胞可能也会顺着淋巴引流管道迁移，到达颈部的淋巴结，并在此停留增殖。无限制增殖的癌细胞在淋巴结内大量生长，占据和破坏淋巴结正常组织结构，同时引起淋巴结内纤维组织增生及炎症细胞浸润，导致颈部淋巴结进一步肿大。

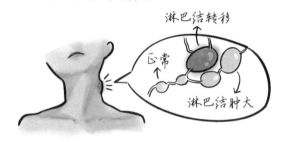

29 口腔癌的颈部淋巴结清扫是什么意思？

口腔癌细胞具有向颈部淋巴结转移的特性。一般来说，早期口腔癌，颈部淋巴结转移的概率在20%左右，中晚期口腔癌可能要超过40%。口腔癌一旦出现淋巴结转移，患者的5年生存率会直接降低约50%。因此，在临床上，我们需要做好判断，将淋巴结转移可能性很大或是已经出现淋巴结转移的口腔癌患者识别出来，通过外科手术的方式，把他们的颈部转移淋巴结以及周围区域的淋巴结全部清除，这就是所谓的"颈部淋巴结清扫"。通过这样一种手术，加上术后的颈部放疗，可以有效提升口腔癌治疗的彻底性,延长患者的生存期。

30 口腔癌一定要做颈部淋巴清扫吗?

临床上,并不是所有的口腔癌患者都一定要接受颈部淋巴结清扫手术,是否清扫颈部淋巴结,是有一些评判指标的。首先,对于临床上已经明确判断该口腔癌患者有淋巴结转移,如细胞学穿刺、CT 和磁共振检查提示有颈部淋巴结转移,一般都是要进行清扫的。具体的清扫范围需要根据转移淋巴结的区域、转移淋巴结是否与周围组织粘连等因素综合确定。其次,对临床评估淋巴结没有转移的口腔癌患者,我们还需要进一步评估是否有相关高危因素;如果口腔癌的最大直径≤2 cm 且浸润深度≤5 mm,分化程度也比较好,一般是可以不做颈部淋巴结清扫的;但是,如果肿瘤>4 cm 或是浸润深度>5 mm,一般是建议做淋巴结清扫的。此外,如果口腔癌位于舌根部位,一般也是建议清扫同侧颈部淋巴结的,因为舌根肿瘤的淋巴结转移概率可以超过 50%。特别要强调的是,口腔癌患者是否需要接受颈部淋巴结清扫,还是要由专业的口腔肿瘤医师针对口腔癌患者的具体实际情况进行个体化分析与判断。

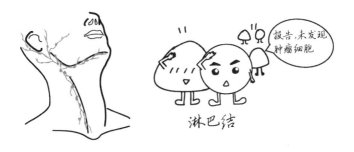

报告,未发现肿瘤细胞

淋巴结

31 中医是怎么认识口腔癌的？

在我国传统中医认知中，口腔癌又名"牙岩""舌岩""茧唇"等，并根据病因病机，分为热毒蕴结证、痰浊凝滞证、气滞血瘀证以及气血两虚证，在治疗上，则主要以汤剂和针灸进行治疗。在现代中医理论中，口腔癌的形成与发展，与机体正邪变化相关，而正气在肿瘤发生及发展中有着决定性作用。患者正气不足，邪气乘虚而入，免疫功能衰退，无法及时清除肿瘤，导致了口腔癌的发生。因此，预防口腔癌应时刻注意保护、扶养正气，预防外邪入侵；治疗口腔癌则当以扶正祛邪、提升免疫功能为主。

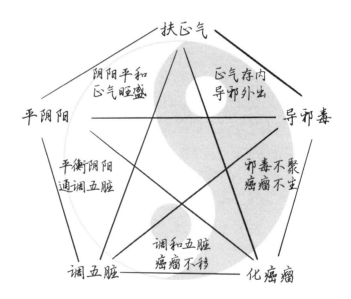

32　口腔癌可以吃中药治疗吗？

目前，口腔癌的治疗以西医为主，手术仍然是治疗口腔癌的最有效方式，以手术、化疗和放疗为基础的综合序列治疗是当前口腔癌的最佳治疗模式。中医博大精深，在正规医院中医肿瘤科专业医师的指导下，使用中药治疗口腔癌也会有一定的疗效，是西医治疗的良好补充。中药治疗包括中成药治疗、单味中药治疗及中药汤剂治疗，譬如上海交通大学医学院附属第九人民医院自主研发的参阳颗粒冲剂等，在发挥抗肿瘤作用的同时，更多的是扶正祛邪，提升机体免疫力，调节机体的免疫平衡，从而达到良好的辅助抗癌效果。

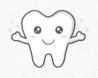

诊断疑问篇

33 口腔癌的临床表现有哪些？

　　早期口腔癌的临床表现与一般的口腔黏膜病变类似，初起黏膜可有硬结，继而表面糜烂、溃疡，浅在而无坏死，表面呈鲜红色，中间有时会出现少量的散在白色斑点，自觉不适，偶有刺激性疼痛。此时，如果没有及时治疗，癌变会进一步发展，癌变部位出现明显的溃疡和炎症且长期不愈，溃疡周边和深面出现硬块，疼痛加重，影响进食和说话。口腔癌晚期，肿瘤侵犯颌骨会引起牙齿松动、脱落，侵犯与张闭口相关的肌肉时，会出现张口逐步受限。当癌细胞进展侵入附近的淋巴系统，患者还可能出现下颌下方、颈部淋巴结的肿大，一旦癌细胞进入血液循环定植于远处器官，如肺、骨等部位，还会出现呼吸困难、骨头疼痛等相应症状。由于口腔癌在早期就可能对患者的进食功能造成影响，常常会导致患者体重下降，后续肿瘤进一步发展，不断增殖的癌细胞也会在病程中不断地对人体产生消耗，导致患者出现消瘦、贫血、机体功能衰竭。

34 出现口腔溃疡就一定是口腔癌吗？

　　口腔出现溃疡不一定就是口腔癌。临床上，口腔溃疡性病变可以分为以下几类：

　　（1）最为常见的复发性阿弗他溃疡，就是我们平常所说的复发性口腔溃疡，是一种最常见的口腔黏膜溃疡类疾病，因其具有明显的灼痛感，所以取希腊文中"灼痛"一词"阿弗他"来命名。这种

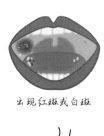

出现红斑或白斑

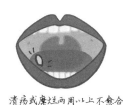

溃疡或糜烂两周以上不愈合

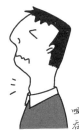

咀嚼或
吞咽困难

张口、舌头运动受限

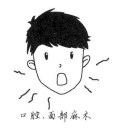

口腔、面部麻木

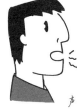

声音嘶哑

溃疡一般表现为反复发作的圆形或者椭圆形的溃疡,局部表现为"红、黄、凹、痛","红"表示溃疡中心部位充血发红,"黄"表示溃疡周围上皮炎症坏死形成黄白色伪膜,"凹"表示溃疡中央凹陷,"痛"表示局部疼痛。在发病部位上具有此起彼伏的特点,也就是这里好了,那里又发了,但是一般2周左右就会自行愈合,一般很少恶变,我们日常生活中出现的大部分口腔溃疡都属于这一类溃疡。

(2)较为常见的创伤性溃疡,是指口腔内残根、残冠、锐利牙尖或不合适的义齿摩擦造成口腔黏膜溃疡,去除刺激因素后一般很快就会愈合,但是如果刺激长期存在,则可能会引起癌变。

(3)少见的结核性溃疡,溃疡大而且无痛,患者有结核病史或家里可能有成员感染过结核,抗结核治疗后会迅速消退。

(4)癌性溃疡,也就是我们所说的口腔癌,在口腔溃疡性病变中所占的比例是很低的。

因此,出现口腔溃疡不用担心,及时去专业的口腔黏膜科或是口腔肿瘤科排查，做到早发现、早处理。

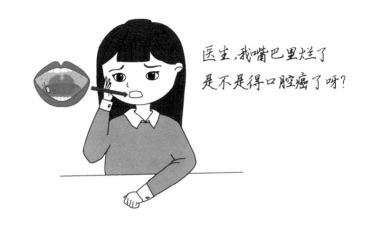

医生，我嘴巴里烂了是不是得口腔癌了呀？

35　怀疑有口腔癌时应当做哪些检查？

　　怀疑有口腔癌时应尽早去正规医院口腔科就诊，一般可能会接受以下三方面的检查。①进行口腔及面颈部的临床检查，主要是医生通过眼睛观察，了解口腔内癌变的具体部位、肿瘤体积大小及是否存在功能障碍（如张口幅度、舌头的活动度等）；而后，医生会通过手法触摸检查，进一步了解肿瘤的边界、质地、活动度、与邻近组织的关系以及颈部淋巴结是否肿大。②医生会开具一些影像学检查，也就是老百姓所说的"拍片子"，通过 B 超、增强 CT 或MRI 等手段来对肿瘤的位置、范围、病变组织性质、对周围组织的侵犯程度、有无转移等进行进一步检查，不同部位的肿瘤、不同情况的患者所需要或适合的影像学检查也会有所不同。③最重要的，就是组织病理检查，也就是老百姓所说的"叼一块肉去化验"，医生会在局部麻醉下切取一小块病变组织，在显微镜下观察细胞形态及结构，以确定病变性质及分化程度，是口腔癌确诊的"金标准"。

36 口腔癌患者为什么要做全景片检查?

在为口腔癌患者制订治疗计划时，医生需要考虑到牙齿和颌骨这两个因素。全景片，也称"全颌曲面断层片"，能够显示全口牙齿和上下颌骨，可以直观地了解口腔癌患者的口腔内牙齿整体情况，尤其是龋齿、残根及智齿等，为治疗计划的制订，特别是牙齿的处理方案，提供直观的依据。此外，全景片还可以显示鼻腔、上颌窦及颞下颌关节等解剖结构，能够大致观察口腔癌对颌骨组织是否有影响以及影响程度，辅助医生判断是否需要切除颌骨组织及切除的安全范围。全景片是二维的影像检查，操作简单、辐射剂量很小、价格便宜，是临床上口腔癌诊疗的基础检查手段之一。

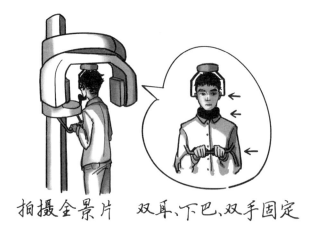

拍摄全景片　双耳、下巴、双手固定

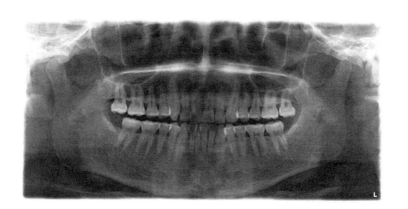

37　口腔癌患者为什么要做锥体束 CT 检查？

　　锥体束 CT（CBCT），就是老百姓所说的"牙 CT"，是拍摄口腔颌面部数字化三维立体影像的一种手段。与针对全身的传统 CT 不同，CBCT 聚焦颅颌面部，具有更好的空间分辨率、更低的辐射剂量等优点。由于空间分辨率高，CBCT 能够清晰显示牙齿及牙槽骨等硬组织结构，对口腔癌患者而言，其能够对口腔癌细胞是否侵犯口腔黏膜下方的颌骨组织进行早期判断，特别是下颌骨颊舌侧骨板的侵犯情况。并且，在判断口腔癌在颌骨组织内的侵犯范围和方向，以及与下颌神经管的关系上，CBCT 也具有较大的优势，有助于医生综合评估，确定更加精确合理的切除范围。

38　口腔癌为什么要做 B 超检查？

　　B 超是利用超声波的物理特性和人体组织的声学参数进行的

一种检查,具有操作简便、易重复、成本较低、无辐射损伤、能够进行床边检查或术中检查等优势。B 超检查显示的是实时、动态的局部断面图像,对口腔癌患者来说,B 超的主要作用在于检查患者是否发生颈部淋巴结转移,尤其可以检出体积较小、难以用手触摸到的潜在可疑淋巴结。有些情况下,B 超检查往往会先于 CT 或 MRI 检查发现早期转移的淋巴结,如果 B 超提示颈部引流区域,特别是颌下淋巴结或颈上部淋巴结的淋巴门结构不清,那么医生就要提高警惕。有条件的单位,可以进一步在 B 超引导下进行可疑淋巴结的穿刺,并做细胞学检查,从而更加准确地判断可疑淋巴结内是否存在转移癌细胞。

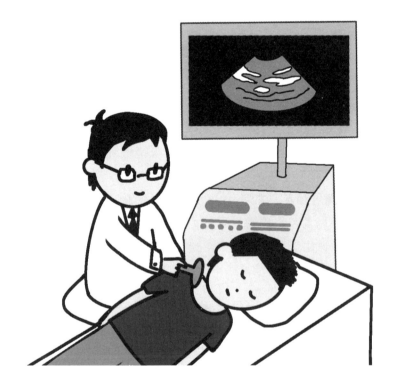

39 口腔癌为什么要做 CT 和 MRI 检查？

　　口腔的环境比较复杂，口腔癌不但会影响口腔内的黏膜软组织，也可能会影响到颌骨组织，甚至是转移到颈部的淋巴结。因此，对口腔癌的评估一定要全面，兼顾口腔、面部与颈部的软组织和骨组织。CT 和 MRI 检查是口腔癌的常用检查评估手段，可以获得病变部位的三维立体图像信息，帮助医生精准确定病变的位置、大小、对周围组织的侵犯程度及方式，从而指导后续治疗方案的制订。CT 检查对骨组织的分辨率较好，在判断口腔癌对骨组织的侵犯方面的优势明显，MRI 没有电子辐射，对口腔癌侵犯周围软组织评估的优势明显，包括癌的浸润深度，沿着肌肉或是神经方向的侵袭路径等。口腔癌检查中，CT 和 MRI 检查常互为补充，为口腔癌的诊疗、治疗、随访提供充分且全面的信息支持。需要强调的是，口腔癌患者进行的 CT 或 MRI 检查通常都需要增强扫描，即在血管内注射增强对比剂，提高病变组织与正常组织的颜色差异度，以更好地显示平扫中未被显示或显示不清的病变。

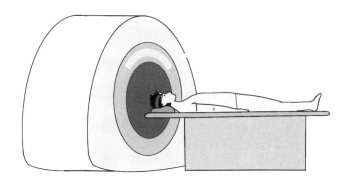

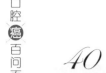

40 CT 检查有哪些注意事项？

口腔癌患者在接受 CT 检查时，需要注意以下事项：

（1）检查前尽可能去除身上的金属制品，包括耳环、项链以及可以取下来的金属义齿等，因为金属成分可能会对 X 线产生阻射而影响图像显示。

（2）检查前告知医生既往是否有过敏病史，如是过敏体质，则需要进行对比剂过敏试验，特别是需要检测对碘是否过敏，因为增强剂内含有碘成分，如果患者既往对碘过敏，则不建议接受增强扫描。

（3）检查过程中应保持静止，避免产生运动伪影，影响图像质量。

（4）做肺部 CT 检查时，需要按照提示进行屏气，防止肺部呼吸运动对图像产生干扰。

（5）增强扫描检查结束后，应多饮水以加强排泄，促进体内残余对比剂排出体外。

（6）处于备孕期、孕期或是哺乳期的女性，在 CT 检查前应告知医生情况，避免辐射伤害。

41 MRI 检查有哪些注意事项？

口腔癌患者在接受头颈增强 MRI 检查时，需要注意以下事项：

（1）MRI 检查一般时间会稍长，在 30 分钟左右，需要患者保持较长时间的静止，环境噪音也较大，患者可以做一些适当的心理准备。

（2）尽可能去除身上可能干扰成像的金属物体，避免产生伪影，影响图像质量。

（3）因 MRI 室内有强磁场，接受 MRI 检查时，严禁携带铁磁性物体，严禁轮椅靠近机器。体内装有心脏起搏器（部分新型起搏器可以进行核磁检查）、有铁磁性植入物的患者不能进行 MRI 检查。

（4）目前骨科植入物一般为钛合金，是可以做 MRI 检查的，但是检查前，患者还是要告知检查医生相关植入物的详细信息。

（5）怀孕 3 个月内的患者不能进行 MRI 检查。

（6）增强 MRI 检查所使用的含钆对比剂可能引起肾源性系统性纤维化，因此，肾功能严重受损者禁用钆对比剂。

（7）佩戴助听器的患者在进入 MRI 检查室前，需要摘除助听器，因为房间内的强磁场会损坏助听器里面的元件，导致助听器失灵。

 42 **PET/CT 检查是什么？对口腔癌的诊断有哪些帮助？**

癌细胞的一个重要特点就是增殖快、能量代谢高，口腔癌也是一样。PET/CT 是一种将 PET（功能代谢显像）和 CT（解剖结构显像）两种先进的影像技术有机结合的新型影像设备。检查时，将微量的具有放射性的 $^{18}F - FDG$（一种脱氧葡萄糖）注入人体，癌细胞对示踪剂的摄取量会明显高于正常组织,用特殊的体外探测仪——PET可以获得示踪剂在人体内的分布图像,再结合CT检查,能够对癌细胞分布部位进行准确的解剖定位和鉴别诊断。与传统的增强CT和MRI不同,PET/CT是一种全身扫描检查,优势在于能够发现恶性肿瘤的远处转移,便于医师对口腔癌患者进行精确的临床分期以及治疗方案的制订。PET/CT目前价格较贵,一般在7 000元左右,所以主要用于中晚期口腔癌患者的全身转移排查。

43 口腔癌为什么要做病理检查?

病理检查是将人体的病变组织部分或全部切取下来,制成很薄(4~6 μm)的切片,在显微镜下观察病变组织和病变细胞的结构,从而对病变性质做出明确的诊断,是临床确诊一些病变性质,尤其是肿瘤性病变的"金标准",包括口腔癌。病理学检查能够确定病变的性质、肿瘤的类型及分化程度,结合各种分子标志物检测,还能为预后评估和制订治疗策略提供重要的病理学参考指标,在口腔癌的诊疗过程中至关重要。事实上,口腔癌不仅仅在确诊阶段需要做病理检查,在手术过程中,手术医生还会对口腔癌扩大切除后的创面进行各个切缘的冰冻切片快速病理检查,以判断肿瘤是否切干净,如果某个方向的切缘有阳性,则会继续在这个方向上进行扩大切除,尽可能做到肿瘤根治。由于冰冻病理检查报告时间短(通常30分钟左右),组织的形态结构有时并不能非常清楚地展现,术后,病理科医师还会对这些冰冻切缘进行石蜡切片病理检查,以确保结果的准确性。接受了颈淋巴结清扫手术的患者除了接受对病变组织进行的病理检查外,还需要接受对所有清扫的淋巴结的病理检查,以判断是否发生淋巴结转移以及转移淋巴结的区域和个数。

病理切片   镜下观察

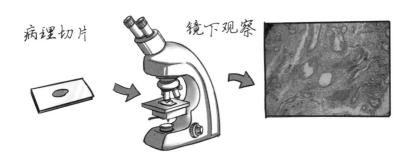

041

44　抽血化验能提示口腔癌吗?

　　恶性肿瘤细胞在形成和发展过程中,可能会产生一些特异性的小分子分泌到血液中,通过抽血检测患者血液中的这些特异性标志物含量,能提示患者患癌的风险是否增高,但并不能作为最终的确诊。

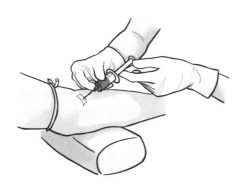

譬如血液中的甲胎蛋白（AFP）大幅度升高，提示患者肝癌的风险较大，如果血液中的癌胚抗原（CEA）大幅度升高，则提示患者发生结肠、胰腺恶性肿瘤的风险较高。目前，口腔癌的诊断主要还是依靠病理检查，血液中缺少特异性的口腔癌标志物。因此，现阶段，抽血化验并不能提示口腔癌的发生，也不能在复查时有效提示口腔癌治疗后是否复发，还是需要通过体格检查，尤其是医生的触诊以及 CT 或是 MRI 检查来进行排查。

45 唾液化验能提示口腔癌吗？

唾液，老百姓俗称"口水"，是由唾液腺分泌的混合性液体，与血浆的成分具有一定的平行性。肿瘤细胞分泌的一些特异性分子可以进入血液，也可以通过主动、被动运输等途径渗入唾液。此外，唾液与口腔癌病变部位直接接触，癌瘤表面坏死的细胞也可以直接脱落进入唾液，因此，唾液内包含了口腔癌细胞的多种潜在分子信息。理论上，高通量和高灵敏度的检测方法可以检测到唾液中的这些标志分子，从而辅助诊断提示口腔癌。然而，目前唾液化验还处于探索阶段，临床上还没有可单独用于口腔癌诊断的唾液分子指标。现阶段，唾液化验还不能作为口腔癌的诊断工具。

46 口腔黏膜细胞涂片检查可以诊断口腔癌吗？

传统的口腔黏膜细胞涂片检查，是用玻璃片刮取口腔黏膜病变部位的表层细胞,经过固定、染色后在显微镜下观察,通过这些细胞的形态、大小,特别是细胞核分裂的情况和细胞的 DNA 倍数,来判断该区域有无细胞癌变。由于细胞涂片具有无创、操作简便、敏感性较高等优点,有较长病史的口腔黏膜病患者如怀疑病变部位有癌变可能,口腔黏膜细胞涂片检查可以作为一项辅助诊断的检查。需要注意的是,口腔黏膜细胞涂片检查也会存在一定比例的假阳性,即涂片细胞有异常,但区域黏膜并没有发生癌变,因此,确诊口腔癌仍需行组织切取后的病理学检查。

颈部淋巴结的分区有什么意义?

人体颈部分布有众多淋巴结,颈部的这些淋巴结汇集了头面部的淋巴引流,当这些部位出现炎症或是肿瘤时,颈部的淋巴结也会相应出现肿大。颈部淋巴结一般可以分为 7 个区域,分别用罗马数字Ⅰ~Ⅶ区来表示。Ⅰ区在下颌骨下方区域,Ⅱ区在颈侧面上份,Ⅲ区在颈侧面中份,Ⅳ区在颈侧面下份,Ⅴ区在颈侧面后份,Ⅵ在颈的正前方,Ⅶ区在胸部切迹下方。口腔癌的一个特点就是容易出现颈部淋巴结转移,虽然不同部位的口腔癌,转移到颈部的区域也不一样,但是都遵循了一定的规律。

唇癌容易转移到Ⅰ区的颏下淋巴结,舌癌和颊癌则最先转移到Ⅰ区的颌下淋巴结或是Ⅱ区的颈深上淋巴结,舌根癌及扁桃体癌则首先转移到Ⅱ区的颈深上淋巴结或Ⅲ区颈深中淋巴结,口腔癌很少转移到Ⅳ区和Ⅴ区淋巴结,一旦转移到这两个区域,说明癌细胞非常厉害,患者的预后很不乐观。颈部淋巴结分区的最大意义是能够根据口腔癌的不同原发部位,判断可能的淋巴结转移区域,并做相应的重点监测或是外科处理。

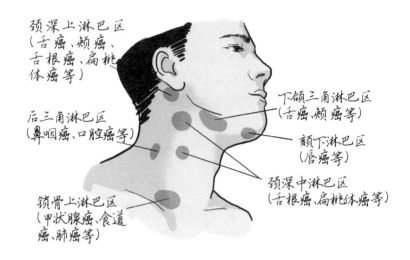

颈深上淋巴区
(舌癌、颊癌、
舌根癌、扁桃
体癌等)

后三角淋巴区
(鼻咽癌、口腔癌等)

下颌三角淋巴区
(舌癌、颊癌等)

颌下淋巴区
(唇癌等)

颈深中淋巴区
(舌根癌、扁桃体癌等)

锁骨上淋巴区
(甲状腺癌、食道
癌、肺癌等)

48 颈部淋巴结的触诊检查步骤及注意事项有哪些?

口腔癌可能会转移到颈部淋巴结,使淋巴结出现肿大、变硬、压痛等症状,因此面部和颈部的淋巴结检查对口腔癌患者的诊断分期和治疗决策十分重要。检查淋巴结时,患者应端坐,头稍低,偏向检查的一侧,使皮肤、肌肉松弛,以便于医生触诊。医生一般会站在患者右前方或右后方,除大拇指以外的四指并拢,按一定顺序,由浅入深滑动触诊颈部淋巴结,从枕部开始,经耳后、耳前、腮、颊、下颌下,至颏下,再到颈侧面的上份、中份和下份淋巴结,最后到锁骨上窝的淋巴结。手法触诊检查时,需要判断肿大淋巴结所在的位置、大小、质地(质软还是质硬)、活动度、有无压痛以及与皮肤有无粘连等情况，并且特别注意与对侧的淋巴结进行对比检查。口腔癌患者康复过程中，也可以按照这个方法进行颈部淋巴结的自查，如发现异常，及时就医复诊。

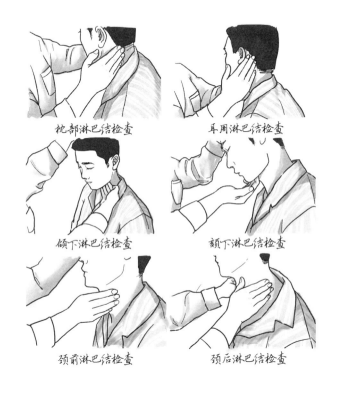

枕部淋巴结检查　　　　　　　耳周淋巴结检查

颌下淋巴结检查　　　　　　　颏下淋巴结检查

颈前淋巴结检查　　　　　　　颈后淋巴结检查

49 口腔癌怀疑有淋巴结转移时需要做哪些检查？

口腔癌患者经医生手法检查怀疑有颈部淋巴结转移时，可以考虑依次进行 B 超检查、增强 CT 或 MRI 检查，PET/CT 检查以及淋巴结穿刺病理检查。颈部 B 超检查可以通过观察淋巴结大小、淋巴门的结构以及淋巴结内血流信号，来综合评判是否为转移淋巴结。尤其是早期淋巴结转移，B超很可能早于CT或MRI发现。增强CT和MRI检查可以发现转移淋巴结内部呈低密度坏死，淋巴结边缘呈现强化，当淋巴结边缘出现模糊时，则提示转移癌细胞可能已经突破了淋巴结包膜，渗入到淋巴结外的组织内，也就是所谓的"包膜外侵犯"，是一个严重的预后不良指标。PET/CT检查是通过测定细胞的葡萄糖代谢水平，来判断目标区域内有无癌细胞。由于癌变细胞大量摄取葡萄糖，只要淋巴结内存在一定数量的癌变细胞，就能发现淋巴结转移，因此，PET/CT检查也是检测口腔癌早期淋巴转移的有效手段。病理检查是诊断淋巴结转移的"金标准"，可以通过细穿刺针吸取部分淋巴结内细胞或是通过手术取出可疑淋巴结，进行病理切片检查，最终确定淋巴结内是否存在癌细胞。

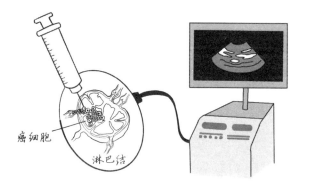

癌细胞

淋巴结

50 口腔癌患者术前需要做哪些常规检查？

口腔癌患者手术前的常规检查主要是针对全身麻醉的评估要

求，一般需要血、尿、粪检查，胸片和心电图检查。血液检查包括血常规（白细胞、红细胞等），出、凝血功能，肝、肾功能指标，各类传染病的血液标志物检测（肝炎、HIV、梅毒等），需要输血的大型手术还应在手术前检测患者的血型。尿、粪常规主要检测排泄物内是否存在异常指标，如感染、隐性出血等。年龄大于 60 岁的老年人群，还需要增加心脏彩超、颈动脉 B 超、肺功能、下肢深静脉超声等检查，系统评估患者的心肺功能以及颈动脉斑块和下肢静脉血栓情况。既往有基础性或是系统性疾病的口腔癌患者，还要完善相关指标的检查，如糖化血红蛋白（糖尿病）、24 小时动态心电图和冠脉 CT（心脏病）、颅脑 CT（脑梗死或帕金森病）等。

51 口腔癌患者术前为什么要接受麻醉评估？

现代麻醉的发展有 100 多年的历史，随着更多种类的麻醉药物和更加先进的麻醉设备出现，麻醉的安全性已经大幅度提升。有数据显示，平均每个人出交通事故的概率约为万分之三，而麻醉出现风险的概率只有万分之零点五。但是，这样低的风险必须建立在麻醉前安全评估的基础之上。口腔癌手术，绝大多数要在全身麻醉下进行，加之口腔癌患者以老年人居多，容易合并有心脏病、糖尿病和高血压等多种系统性疾病，并伴有各种器官功能下降。同时，口腔癌联合根治手术时间较长，出血相对较多，术中和术后维持气道通畅难度也较大，手术中易出现紧急情况，术后也容易出现各类并发症。因此，手术前要充分完善相关的麻醉评估检查，了解患者的心、脑、肺、血管情况，肝、肾、胃肠道状况以及麻醉前的各项治疗、用药情况，及时发现并规避每一个潜在风险。

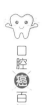

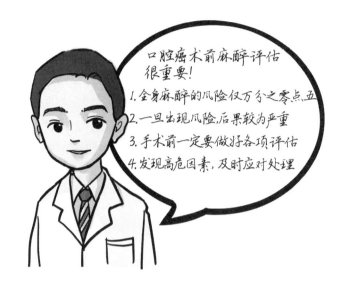

52 合并高血压的口腔癌患者如何进行术前准备?

高血压是现代社会最为常见的慢性病之一。目前,高血压的诊断标准为收缩压≥140 mmHg 和(或)舒张压≥90 mmHg。权威数据显示,我国高血压患病人数已接近 2.45 亿。对合并高血压的口腔癌患者,我们在诊疗的全过程中都应加以重视。在患者初次就诊时,就应当全面了解这类患者的病情、血压控制情况和脏器受累程度,客观判断患者接受全身麻醉及手术的风险大小。在治疗前,特别是手术前,可以建议患者至心内科医生处获取适合的、稳定的降压方案与药物维持方案,在得到系统性规范治疗且连续监测正常并稳定后,安排全身麻醉及手术。因为口腔癌患者血压过高或控制不稳定,可能带来严重的并发症,包括手术中及手术后出现脑出血、脑梗死、心肌梗死等风险,对患者的生命造成严重威胁。最后,特别提醒合并高血压的口腔癌患者,在手术当天早晨,可以用少量清水口服日常规律性服用的降压药,以维持当天血压稳定,确保手术正常进行。

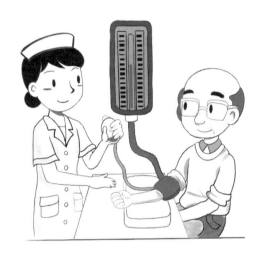

53 合并心脏病的口腔癌患者如何进行术前准备?

临床常见的心脏病有冠状动脉粥样硬化性心脏病(冠心病)、高血压性心脏病、风湿性心脏病(风心病)、肺源性心脏病(肺心病)等。合并心脏病的口腔癌患者,在手术中以及手术后发生心肌梗死、脑梗死的风险会显著增加。因此,在手术前应充分了解患者的心脏病史、心功能评级、介入治疗史、其他基础疾病及药物服用情况,评估患者对全身麻醉的耐受性和手术的风险性。

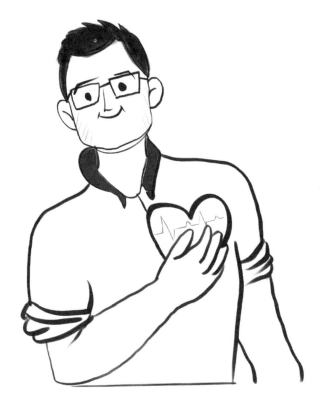

通常情况下,稳定型心绞痛患者可以耐受手术,不稳定型心绞痛和变异型心绞痛则需服药控制转为稳定型心绞痛后方可进行手术治疗。小范围心肌梗死的患者若心功能评级良好,6周后可行手术;如果患者梗死面积较大、心肌残留缺血严重、心功能较差,在6周后仍有较大的手术风险,则需要延长时间后再考虑手术,而且,术前应提前1周暂停服用氯吡格雷(进口的波立维和国产的泰嘉)、阿司匹林等抗凝药,改用短效的低分子肝素,在减少手术时出

血的同时防止血液出现高凝状态，手术后 1 周可根据情况重新服用。心肌梗死后行经皮冠状动脉成形术（percutaneous transluninal coronary angioplasty，PTCA）的口腔癌患者，手术应在 3 个月后进行，否则难以停用抗凝药，心脏并发症较多。同时存在高血压和心脏病的口腔癌患者，降血压药物要在术前一直使用，但是利尿剂类药物应当在手术前 1～2 天停止使用。

54 合并糖尿病的口腔癌患者如何进行术前准备？

在我国，糖尿病的发生率特别高，目前患病人数已经高达 9 240 万，平均每 10 个成年人当中就会有 1 个人患有糖尿病。糖尿病患者术后易发生多种并发症，若其术前或术后血糖控制不稳定，会明显增加术后伤口的感染风险。有研究显示，糖尿病患者的手术病死率是非糖尿病患者的 5 倍。口腔属于污染创口，口腔内包含大量条件致病菌群，加之口腔癌手术往往会做预防性的气管切开以维护患者呼吸通畅，这就使得口腔癌患者手术后出现口腔、颈部感染甚至是肺部感染的风险更大。因此，控制好这部分患者的血糖非常重要。在手术前，医生应详细询问患者的糖尿病分型、病情、治疗方法、血糖控制情况、有无酮症酸中毒史以及各器官受累情况，并由内分泌科专科医师重新评估、调整患者的降糖用药及给药方式，如由口服降糖药物改为注射胰岛素或使用胰岛素泵，同时，术前可以给予抗生素预防感染，为合并糖尿病的口腔癌患者手术保驾护航。

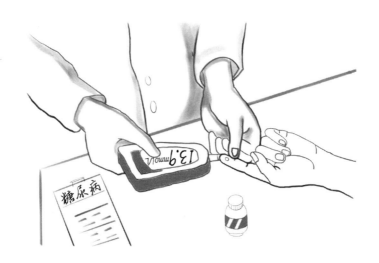

55 合并肾功能不全的口腔癌患者如何进行术前准备？

肾功能不全也称为肾衰竭，是多种原因造成的肾小球排泄率降低，表现为肾脏排出毒素、调节酸碱平衡的功能减弱乃至衰竭。肾功能不全一般可以分为急性肾功能不全和慢性肾功能不全。合并急性肾功能不全的口腔癌患者常伴有酸碱失衡，不能进行手术，需控制肾功能、调节机体酸碱平衡后才能手术。由于全身麻醉，手术创伤和失血会加重肾脏负担，术中某些药物也会产生肾毒性，合并慢性肾功能不全的口腔癌患者术后容易并发急性肾损伤，严重时可能导致肾衰竭甚至死亡。因此，对合并慢性肾功能不全的口腔癌患者，需在术前监测其肾小球滤过率、血肌酐、N-乙酰-β-D-葡萄糖苷酶（NAG）等指标，并可结合影像学辅助检查，评估肾功能，在必要时对患者进行血液透析，以确保这类口腔癌患者的围手术期安全。

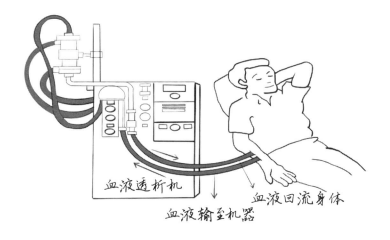

血液透析机

血液输至机器

血液回流身体

56 器官移植病史的口腔癌患者如何进行术前准备？

　　有器官移植病史的口腔癌患者，术前应充分评估移植器官的功能状态、是否存在排异或感染、是否存在长期服用免疫抑制剂所导致的不良反应和其他器官功能（尤其是肾功能）损害等。例如心脏移植患者，术前需进行心电图检查评估心脏功能，心肌活检检测移植排异反应，超声心动图评估心室功能，冠脉造影评估患者是否存在移植物血管病；肝、肾移植的患者需评估肝、肾功能，围术期应避免使用肝、肾毒性药物；肺移植患者，需行肺通气、肺弥散等肺功能检查，血气分析，胸部 CT，评估肺功能。器官移植病史的口腔癌患者，因服用抗排异药物，机体长期处于免疫抑制状态，易发生感染，术前可以预防性使用抗生素；长期使用糖皮质激素的器官移植患者，可能会有高血压、高血糖、高血脂等系统性疾病，术前需充分评估，将血压、血糖、血脂控制在合理的范围内。此外，免疫抑制药物还可能导致凝血功能异常,术前需评估凝血功能。特别重要的是,器官移植病史的口腔癌患者一般不宜接受特别大的或是时间特别长的手术,围手术期仍需按时服用抗排异药物(术前4～7小时),并动态监测血药浓度。

57 口腔癌患者术前为什么要进行心肺功能评估?

呼吸系统和循环系统是维持人类生存的两大基本系统。全身麻醉手术前,对这两个系统的安全性评估十分重要,特别是对超过60岁的老年人群来说。心肺功能的主要检查评估项目包括心肺运动试验、血压检测、单纯心电图、24小时动态心电图、超声心动图、肺通气功能检查、心脏冠脉CT、肺部CT平扫等。通过这些检查,可以发现口腔癌患者是否存在相关的手术与麻醉禁忌,譬如术前血压控制不佳、术前心绞痛、冠心病经常发作,术前出现心力衰竭症状、心功能不全以及术前支气管哮喘、气管炎控制不佳等,并及早进行干预治疗。同时,口腔癌患者的肺部CT平扫不但可以检查肺部功能状态,排除肺部器质性病变,包括肺部炎症、纤维化等,还可以发现肺部是否存在癌症转移灶。

58 口腔癌患者术前为什么要进行凝血功能检查?

出血与凝血功能检查一般包括凝血酶时间(TT)、凝血酶原时间（PT）、纤维蛋白原（FIB）、活化部分凝血活酶（APTT），此外，血小板计数、D-二聚体检测和血栓弹力图检查也是评估口腔癌患者凝血状态的常用方法。口腔癌患者手术前进行出、凝血功能的检查评估非常重要。首先，口腔颌面部的血运极其丰富，虽然抗感染能力增强，但同时也增加了出血的风险。如果患者凝血功能有异常，不但手术中出血量会增加，手术后出血的风险也大大增加，口腔颌面部的术后血肿可能直接压迫患者的呼吸道，严重时有窒息的风险。其次，口腔癌手术往往涉及游离皮瓣修复，也就是采用血管吻合术，将身体其他部位的组织移植到术后缺损区域，术后需要动态监测患者的凝血功能，评估判断患者血液是否处于高凝状态，是否需要预防性使用抗凝药物或是调整抗凝药物的剂量。因为高凝血液易形成血栓，影响皮瓣血运，导致移植皮瓣坏死。最后，口腔癌患者术后往往需要卧床 5～7 天，如果处于高凝状态，则容易产生下肢静脉血栓，这些血栓脱落，沿着血流可能进入重要脏器发生栓塞，如脑栓塞和肺栓塞等。因此，口腔癌患者术后需要全程关注纤维蛋白原、D-二聚体、血栓弹力图等相关凝血指标，及时动态调整，避免高凝状态带来的栓塞并发症。

59　如何看懂口腔癌术后病理诊断报告？

口腔癌的术后病理诊断报告一般由 4 个部分组成：

（1）患者的基本信息，包括患者的性别、年龄、住院号、床位号以及具体联系方式（邮寄地址和联系手机号码）。

（2）巨检描述，也就是肉眼看到的肿瘤切除标本。病理科医生会对手术切除下来的组织进行详细描述，重点描述原发肿瘤的部位、大小、颜色、质地及和周围组织的关系，送检切缘的部位和组织块大小，颈淋巴结清扫组织的大小及各区淋巴结的大小和个数。

（3）镜检描述，即显微镜下看到的癌细胞形态，是否侵袭性生长，是否侵犯神经、血管，以及切缘内是否见到癌细胞残留。

（4）病理诊断，是病理报告中最重要的部分，是病理科医生根据上述第二和第三部分内容，得出的最终诊断，同时也包括一些辅助检查的信息，譬如病变的病理类型，如是口腔鳞状细胞癌，则还需包括肿瘤的分化程度、浸润深度、是否有血管及神经侵犯；切缘再次确认后的情况；淋巴结是否转移，如果转移，是否有被膜外侵犯。

在有条件的医院，还会做一些癌细胞的分子标志物检测，如 CK 染色（确定癌细胞是上皮来源）、EGFR 染色（判断对靶向治疗的敏感性）、P16 蛋白染色（判断是否合并 HPV 感染）以及 PD-L1 检测（判断是否适合免疫治疗）等。

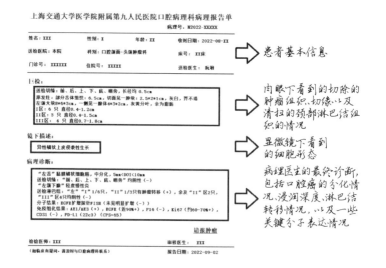

60 口腔癌的浸润深度是什么意思?

口腔癌的浸润深度(DOI)是指显微镜下口腔癌的肿瘤组织突破基底膜向结缔组织内侵犯的深度,也就是癌细胞向口腔黏膜下方组织推进的深度。既往观点认为,恶性肿瘤的体积越大,恶性程度越高。但越来越多的研究发现,相对于肿瘤体积,浸润深度可能更能代表肿瘤的恶性程度,尤其是口腔癌。口腔癌的浸润深度与颈部淋巴结转移风险密切相关,即口腔癌浸润越深,发生颈部淋巴结转移的风险越大。同时,浸润深度还是口腔癌患者预后不良的直接指标。正因为如此,口腔肿瘤科医生会建议原发口腔癌患者接受增强 MRI 检查,术前就可以根据影像学检查辅助判断肿瘤的浸润深度和浸润方向,制订合适的治疗方案。术后,病理科医生还会在肿瘤标本上进一步精确测量肿瘤浸润深度,为后续辅助治疗的选择(包括是否需要行放疗和化疗)提供依据。

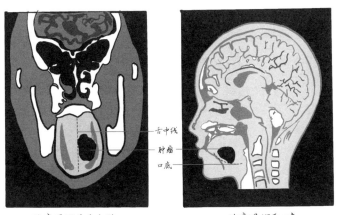

肿瘤浸润至舌中线　　　　　肿瘤浸润至口底

61 口腔癌的神经脉管侵犯有什么意义？

　　有些口腔癌患者会在自己的术后病理诊断报告里发现"神经侵犯"或是"血管侵犯"这样的字眼，这表示病理科医生在显微镜下发现肿瘤细胞已经浸润到了病灶周围的神经组织或是血管、淋巴管组织。正常情况下，癌细胞增殖，肿瘤体积增大，会膨隆性地推开或是压迫神经组织或是脉管组织，但癌细胞很少进入这些组织。一旦癌细胞进入神经或是血管、淋巴管，接下来这些癌细胞就会随着神经的鞘膜，或是血管、淋巴管道，迅速向周围或远处部位播散，大大增加术后局部复发及远处转移的风险。所以，当口腔癌患者的病理报告里出现这些字眼，请一定要重视，手术之后需要在专业肿瘤科医生的指导下，进行积极的术后辅助治疗，尤其是放疗或是放化疗，最大限度地预防及降低局部复发和远处转移的风险。

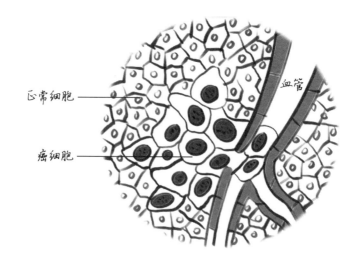

62　口腔癌的淋巴结包膜外侵犯是什么意思?

　　口腔癌患者拿到病理诊断报告后,当看到"肿瘤侵犯至淋巴结被膜外"或是"淋巴结被膜外转移"这一描述,会觉得不理解。淋巴结被膜外转移(ENE)的医学定义是:转移至淋巴结的癌细胞突破淋巴结被膜,侵袭至淋巴结周围软组织。实际上,口腔癌容易发生淋巴结转移,但一般转移的癌细胞都局限于淋巴结内,很少突破淋巴结的被膜,侵犯到结外组织当中。如果临床摸到肿大淋巴结的活动性较差,与周围组织有粘连,那么就基本认为出现了明显的临床淋巴结被膜外转移;如果临床触诊淋巴结活动度良好,但在显微镜下发现癌细胞侵犯了淋巴结被膜,甚至是突破被膜,我们就认为是病理层面的淋巴结被膜外转移。淋巴结被膜外转移也是口腔癌患者预后不良的一个重要指标,一旦出现这个指标,一般需要对淋巴结被膜外转移的这侧颈部进行放疗,并在术后辅助治疗结束后增加随访频率。

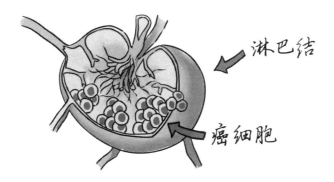

63 口腔癌术中为什么需要做冰冻切缘?

术中冰冻切缘是肿瘤外科的重要技术支撑,指的是在手术中将肿瘤扩大切除后,在手术创面的不同方向切取部分组织进行冰冻切片检查,以判断肿瘤是否在病理层面切除干净。口腔癌的实际手术过程中,外科医生会在原发口腔癌周边 1~1.5 cm 的安全边界进行肿瘤的扩大切除。但是,这个"肿瘤边界"仅仅是外科医生肉眼看到、触摸感受到的。而侵袭性强的肿瘤,肉眼能看到的肿瘤边界往往并不是其真实的边界,譬如高度侵袭性的口腔癌细胞可以沿着肌肉束或是神经血管侵犯到癌周相对较远的区域,如果不做术中冰冻切缘进行切除彻底性的确认,很可能会导致局部复发风险增加。一般来说,手术中,病理科医生通常会在收到切缘组织的 30 分钟内提供病理切缘报告,外科医生会等待切缘报告都为阴性后再关闭手术创口,如果某一处切缘阳性,外科医生则会在该位置方向继续扩大切除,并再次送检切缘,直到最终切缘均为阴性,力求术中完整、干净地切除肿瘤。

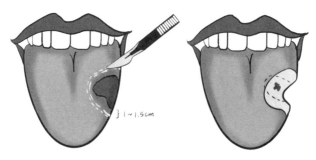

原发肿瘤扩大切除　　　　　　残留肿瘤扩大切除1~1.5cm

64 术中冰冻切片病理诊断和术后石蜡切片病理诊断会有差别吗？

口腔癌的病理切片诊断，根据报告速度可以分为冰冻切片病理诊断和石蜡切片病理诊断。冰冻切片诊断是一种快速病理诊断方式，主要用于术中诊断。病理科医生将手术切除下来的口腔癌组织即刻进行冷冻后，切片、染色，置于显微镜下观察，一般能够在 30 分钟内出示送检组织的病理报告。术中冰冻切片诊断主要关注口腔癌的定性、口腔癌的切缘（阴性或阳性）以及可疑淋巴结的转移判断，术中指导外科医生及时调整手术方案。

石蜡切片的诊断时间相对较长，需要通过固定、脱水、石蜡包埋、片切、染色等一系列步骤才能制成切片（通常 2～3 个工作日）。石蜡切片更好地保留了组织的原有结构和结构的原有位置，使病理科医生能够更清晰地观察组织和细胞的形态结构，并可以在需要时行一些辅助检测，从而做出最终诊断。口腔癌的石蜡切片病理诊断通常还需进行免疫组化染色、分子检测等进一步分析，因此口腔癌石蜡病理报告的生成通常需 5～10 个工作日。目前来看，冰冻切片与石蜡切片的诊断符合率比较高，能够达到 95％以上，但同时也意味着，有 5％的口腔癌患者会出现冰冻报告和石蜡报告不符合的情况，这种情况下，应以最终的石蜡诊断报告作为最终诊断，作为预后和治疗选择的参考。

65 口腔癌的病理分子标记检测有什么意义？

细胞是人体的最小组成单位，细胞本身包含了很多小分子蛋白质，分布于细胞质、细胞膜和细胞核内，发挥不同的生理作用。细胞发生癌变后，肿瘤细胞会保留部分原有的蛋白，同时也会有一些新的蛋白出现（如某些致癌基因所编码的蛋白）。病理科医生通过检测这些蛋白的表达，可以辅助判断肿瘤的类型、肿瘤的增殖活性等。口腔癌是上皮性肿瘤，因此，口腔癌的肿瘤细胞通常会表达鳞状上皮标志物（如 CKH、CK5/6），通过检测这些蛋白，能够明确口腔癌的来源，尤其是在肿瘤细胞分化较差的情况下，可以辅助病理科医生得到准确的病理诊断。Ki-67 是细胞增殖标志物，通过检测这个蛋白，可以评价口腔癌细胞的增殖能力与恶性程度。EGFR 在口腔癌中表达比率较高，通过分子检测，我们可以预测患者应用相关的靶向药物是否有效。HPV 感染后可以激活 P16 蛋白，通过检测它的表达程度，我们可以判断肿瘤的发生是否与 HPV 感染相关，并指导相应的放疗方案。此外，通过检测肿瘤组织中 PD-L1 蛋白表达，我们还可以预测口腔癌患者对免疫治疗的敏感性和有效性。

66 基因检测有什么意义？

肿瘤的基因检测，简单来说，就是检测癌细胞染色体（DNA）上的部分或所有基因的表达和异常情况，包括是否有基因突变（哪些基因发生了突变,突变的方式和频率)、缺失、扩增等。一份完整的基因检测报告,包括临床常规靶向药物相关基因检测结果、肿瘤突变负荷(TMB)及微卫星不稳定性(MSI)检测结果,会对抗肿瘤治疗药物的敏感性进行客观评估,包括传统的化疗药物、靶向药物和免疫治疗药物,并对应用药物后可能出现的超进展风险进行基因水平上的预测。由于每个人的基因组都是独一无二的,同一种肿瘤在不同的人体上,可能存在截然不同的基因表达和基因突变。因此,理论上,基因检测可以为患者推荐最佳的个体化用药选择。

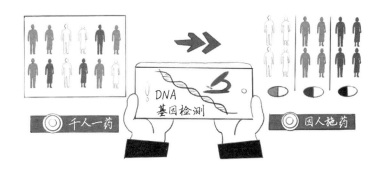

67 口腔癌患者需要做基因检测吗?

目前,基因检测的价格比较高,根据测序的深度不同,价格在人民币 1 万～3 万元,没有医保覆盖,完全需要患者自费支付。基因检测仅用于复发、转移性口腔癌,特别是经过标准治疗失败的患者,可以通过高通量测序为后续的化疗、靶向药物或免疫治疗药物的选择提供指导,做到个体化的系统治疗。至于选择何种基因检测,应该根据治疗的需要由主诊医生决定。

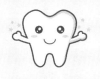

治疗疑问篇

68 口腔癌的治疗手段有哪些?

口腔癌的主要治疗手段包括手术治疗、放射治疗(放疗)和抗肿瘤药物治疗。其中,抗肿瘤药物治疗又可以分为传统的化学药物治疗(化疗)和近年来出现的靶向药物治疗(靶向治疗)和免疫检查点抑制剂治疗(免疫治疗)。在实际治疗过程中,医生会根据口腔癌的具体发生部位、病理类型及分化程度、TNM 临床分期、患者的总体健康状况和个人治疗意愿来进行综合评估,选择最适合的一种或多种治疗方法。譬如,发生于口腔的早期鳞状细胞癌(简称鳞癌),一般首选外科切除;而发生于口咽的鳞癌,特别是 HPV 病毒感染相关的口咽癌,则会首先选择放疗。中高分化的口腔癌一般选择单纯手术治疗;而低分化口腔癌则会在外科手术的基础上,在术前或术后采用放疗或药物治疗,达到术前缩小病灶以及术后巩固疗效的目的。

69 确诊口腔癌后如何制定治疗方案?

经过病理学确诊为口腔癌后,医生一般会对患者进行局部和全身的检查与评估,并在此基础上制订治疗方案。局部检查主要是指口腔的检查、面部的检查和颈部的检查,除了常规的手法触摸检查外,一般都会需要影像学检查,具体包括全景片(完整显示患者牙列情况)、颈部超声检查(评估淋巴结是否早期转移)、颌面颈部增强 CT 和增强 MRI(评估原发肿瘤大小、浸润深度、周边组织受累情况以及颈部淋巴结是否转移)。涉及颈动脉的手术,还会进

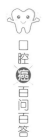
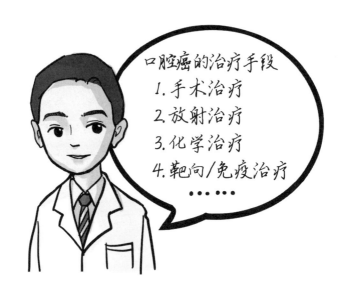

行 CTA 血管造影检查及 TBO 球囊阻断试验以评估颈动脉切除的安全性及即刻重建的必要性。全身检查主要是心、脑、肺功能状态的检查,一般是为了手术治疗前的全身麻醉评估,如果患者全身情况不佳,譬如有严重的心脏病、高血压和糖尿病等,可能会增加全身麻醉的风险,从而影响手术治疗。同样,如果患者有严重的肝、肾疾病,严重影响患者的肝、肾功能,则会影响化疗。此外,如果患者有较为严重的自身免疫病,则可能会影响免疫治疗的实施。因此,医生会在综合考虑这些局部与全身因素的基础上,制订最适合该患者的个体化治疗方案。

70 在哪里可以找到权威的口腔癌治疗指南?

口腔癌属于头颈部恶性肿瘤的一种,在治疗上可以参考头颈肿瘤诊疗指南中的口腔癌部分。在国际层面上，美国国立综合癌症网络（NCCN）每年发布的《NCCN头颈部肿瘤临床实践指南》得到了全球临床医师的认可，包括对口腔癌和唾液腺癌的治疗指南。在国内层面，中国临床肿瘤学会（CSCO）每年发布《CSCO头颈部肿瘤诊疗指南》。这些指南的撰写与发布能够有效推动口腔癌诊断治疗的规范化，提高临床服务水平，造福肿瘤患者。但是需要特别指出的是，指南的建议是针对总体患病人群，具体每个患者的治疗方案还是应该由主治医生在参考指南的基础上，根据每个患者的不同特点进行个体化制订。

069

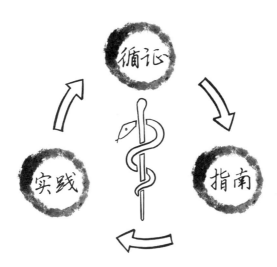

71 2022版《NCCN口腔癌指南》主要更新的内容是什么？

《NCCN口腔癌指南》每年都会更新，2022版与2021版相比，更新的内容主要包括：

（1）将"唇癌"也纳入"口腔癌"的范畴，更新后的口腔癌解剖区域包含：唇黏膜、颊黏膜、口底、舌体、牙槽嵴、磨牙后三角、硬腭。

（2）临床 T1～3N0 唇黏膜癌一般不推荐行颈淋巴结清扫。

（3）T1～2N0 口腔癌手术治疗方案中去除了单纯切除原发灶的方案，改为切除原发灶±颈淋巴结清扫（根据肿瘤部位、浸润深度、影像学评估）。

（4）针对 T3N0、T1～3N1～3、T4aN0～3 患者，首选推荐手术治疗，之前的指南建议为手术与临床试验同等推荐。

（5）对经过筛选的拒绝手术治疗的 T4a 患者，添加"化疗/放疗"为可选治疗方案。

（6）化疗的用药方案有所更新。

（7）口腔癌分期与《AJCC 癌症分期手册》第八版统一，将口腔癌浸润深度纳入分期。

72　口腔癌的手术方式有哪些？

口腔癌的外科手术一般包括三个方面：首先是原发肿瘤的切除，切除范围通常为肿瘤边界向外扩大至少 1 cm；其次是颈部淋巴结的清扫，切除肿瘤淋巴引流区的颈部淋巴结和结缔组织，根据清扫的范围，清扫手术又可以分为肩胛舌骨上区域淋巴结清扫和全颈部淋巴结清扫；最后是修复重建手术，按照老百姓的通俗表达就是"补肉"或者"补骨头"，即从身体其他部位切取正常组织以修复切除的软硬组织缺损。此外，由于口腔位于呼吸道起始部位，肿瘤的切除可能导致患者术后出现呼吸阻塞或困难。因此，这部分患者还可能会接受预防性的气管切开手术，以维持术后的呼吸通畅，避免窒息。

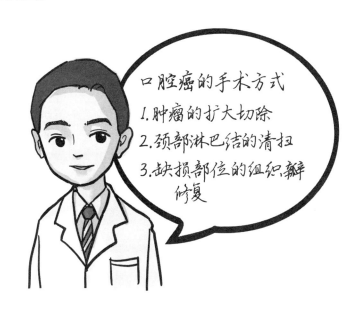

73　什么样的口腔癌患者适合手术治疗？

头颈部恶性肿瘤中，鼻咽癌首选放疗，淋巴瘤首选化疗，但是口腔癌一般首选手术治疗。早、中期的口腔癌患者身体状况良好，没有严重的心脑血管等系统性疾病，都建议手术治疗。局部晚期的口腔癌，尤其是癌细胞已侵犯周边重要解剖结构，譬如颅底和颈动脉，如果没有出现远处脏器转移，一般也可以手术治疗，但建议在手术前通过药物进行肿瘤缩小降期，可使用传统化疗药物、新型靶向药物或是免疫治疗药物，从而提高最终的治疗效果。

74 什么样的口腔癌患者不适合手术治疗?

一般来说,存在以下情况的口腔癌患者,不适合手术治疗,或者是不适合首选手术治疗:

(1)原发部位为口咽、HPV 检测阳性患者,一般首选放疗或放化疗。

(2)口腔癌患者出现远处脏器转移,包括肝转移、肺转移、骨转移等,原则上不再适合手术治疗。

(3)全身情况很差,不能耐受全身麻醉,或是围手术期全身并发症导致死亡风险较大的口腔癌患者。

(4)远处虽然没有转移,但是局部肿瘤复发严重,出现周边皮肤结节,病理确诊为皮下癌结节的患者,一般也不建议手术治疗。

需要强调的是,适合手术和不适合手术,在某些情况下是一个动态可变换的过程。尤其是全身状况较差的患者,如果系统性疾病治疗后麻醉评估稳定,也可以在术前充分告知风险的情况下选择手术治疗。

75 高龄口腔癌患者能否手术治疗?

随着社会经济的不断发展,中国也逐步迈入老龄化国家,高龄口腔癌患者数量比以往明显增加。通常情况下,单纯的高龄因素并不是口腔癌手术的绝对禁忌证。尤其是在医疗水平突飞猛进的现代社会,高龄老人的心脑血管等系统性疾病的诊疗水平显著提高,很大程度上降低了这些高龄患者的全身麻醉风险以及围手术期严重系统性并发症的风险。因此,在完善术前评估,系统性疾病得到良好控制的情况下,通过良好的术前医患沟通,高龄患者完全可以接受手术治疗,从而获得最大程度的临床治愈可能。

76 口腔癌的最佳手术时机如何确定?

口腔癌一旦经过病理确诊,患者和家属最迫切的要求就是能够尽早手术治疗。但是,我们需要理性地知道,口腔癌手术治疗的最佳时机是非常有讲究的。如早期口腔癌,因为不需要进行术前化疗或者放疗,应当在可能的情况下尽快安排手术。然而,原发肿瘤较大,或是进展期的局部晚期口腔癌,直接手术的效果往往并不好,此时,患者可以先进行术前化疗或是放疗,或者两者联用,使瘤体减小,肿瘤降期,达到最佳手术时机,而后再行手术治疗,这样,可以使患者的功能更好地保存并延长总体生存时间。

77 口腔癌手术的麻醉方式有哪些?

口腔癌的手术麻醉一般可以分为局部麻醉(大脑清醒状态,有意识)和全身麻醉(大脑麻醉状态,无意识)。局部麻醉,顾名思义,即麻醉部分组织,使手术区域暂时失去痛觉,常用于瘤体较小、位置表浅的口腔癌手术。全身麻醉是指使用麻醉药物使人体暂时失去知觉,以达到无痛的目的,常用于中、大型口腔癌手术,或者瘤体位置较深的口腔癌手术。一般来说,口腔癌活检手术可以局部麻醉,口腔癌的切除手术则建议全身麻醉,并在术中进行病理安全边缘的确定。局部麻醉全程,患者完全清醒,术后就可以喝水进食,而全身麻醉需要一定时间的苏醒期,一般停药后半小时到 1 小时,患者基本苏醒,苏醒后一般 4~6 小时后才可以喝水进食。

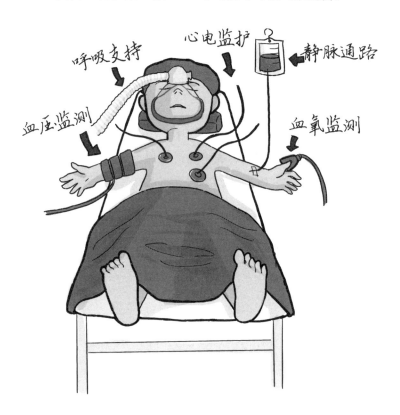

78 　口腔癌手术前需要做哪些准备?

口腔癌手术前,患者应该做好生理和心理两个层面的准备。

在生理准备方面可以分为局部准备和全身准备。局部准备主要是指口腔的清洁（尤其是牙齿的清洁）和头面部毛发的准备（如男性剃须，女性将长发进行扎辫等）；全身准备包括全身清洁（洗浴）和针对系统性疾病的相关准备。如高血压患者手术当天应当正常服用降压药物（少量清水）；心脏病患者手术当天可正常服用心脏病相关药物；糖尿病患者，手术当天切勿使用降糖药物（防止禁食后的低血糖）；有特殊疾病史的患者，如支气管哮喘患者还需带好解痉药物。

在心理层面，患者可以在手术前向医生了解大致的手术方式以及术后注意事项，做到心中有数，更好地配合治疗及术后康复。此外，由于口腔癌手术大多是全身麻醉，在手术前夜，病房护士都会叮嘱患者需要术前禁食、禁饮，具体时间会根据患者的年龄和体重决定。

79　口腔癌全身麻醉前为什么要禁食、禁饮？

口腔癌全身麻醉前需要禁食、禁饮的原因主要有两方面。一方面是口腔作为消化道的起始部位，在手术前，需要保持清洁，口腔内有食物残留会影响手术操作及手术效果，并且增加口腔内伤口感染的风险。另一方面则更为重要，口腔癌患者进行全身麻醉时，食管下段括约肌会松弛，无法阻止胃内容物的反流，与此同时，麻醉药进入人体后，会对机体产生一些不良反应，如某些药物导致胃内压力增高，引起恶心呕吐，由于患者失去气道保护性反射，呕吐出的食物以及胃液很容易误吸入气管，导致气道堵塞或是吸入性肺炎。此外，患者苏醒时，由于麻醉药效还未完全消失，呕吐或误吸依旧有可能对患者生命造成严重威胁。因此,在全身麻醉前,一定要遵照护士的术前健康教育,做到禁食、禁饮,这样才能最大程度地确保麻醉安全和苏醒期安全。一般情况下,成人在全身麻醉手术前 8~12 小时开始禁食、禁饮,术后禁食、禁饮 6 小时,儿童的术前禁食、禁饮时间则会相对缩短。

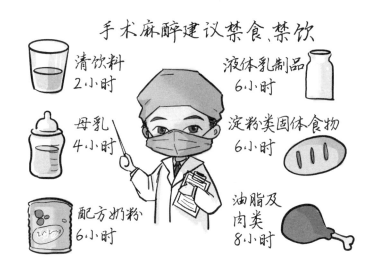

手术麻醉建议禁食、禁饮

清饮料 2小时

液体乳制品 6小时

母乳 4小时

淀粉类固体食物 6小时

配方奶粉 6小时

油脂及肉类 8小时

80 口腔癌的手术切口是什么样的? 会有多长?

口腔癌的手术切口,根据肿瘤的部位和大小会有所不同,早期口腔癌的切口一般就在口腔内,外表看不出瘢痕;中晚期的口腔癌,因为需要清扫颈部淋巴结,颈部会有手术切口。区域性清扫的颈部切口一般位于下颌下方,弧形切口,顺着颈部皮纹天然皱褶,长度 8~12 cm,全颈部淋巴结清扫时,会在弧形切口的下方再增加一条竖形切口,一直延续到锁骨,长 10～12 cm。切口过短,则显露不清,且过度牵拉组织反而加重损伤,不利于愈合;切口过长,局部损伤过大,瘢痕也会相应变长。此外,如果行同期皮瓣修复的话,前臂、胸部和大腿等部位的取瓣区域也会增加相应的切口。需要强调的是,手术切口不是一成不变的,不同的手术医生,设计、选择切口不一定完全相同。

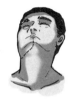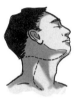

注:虚线为手术切口线

81 口腔癌的手术时间一般需要多长?

口腔癌的手术时间因手术大小而有所不同,早期口腔癌的口腔内局部扩大切除手术,一般需要 1～2 个小时;如果需要局部淋巴结清扫,则需要增加清扫手术的时间,一般一侧颈部淋巴结清扫需要 2～4 小时;如果同期做皮瓣修复,特别是显微镜下缝合血管的游离皮瓣修复,则手术时间需要再增加 3～5 小时。在临床实际操作过程中,同一类型的手术时间往往也会有一些差别,这与肿瘤的波及范围、颈部淋巴结的转移程度以及患者的个体解剖差异都有一定的关系。手术时间,对接受手术的患者而言,只是"睡一觉"的时间;对手术团队而言,是实际的手术操作时间;而对焦急等待手术结束的患者家属而言,则是手术时间再加上麻醉准备和麻醉苏醒的时间。因此,在这里,需要特别提醒患者家属,手术时间不是最重要的,只要手术医生没有在术中找家属进行谈话,那就说明手术过程顺利,家属们可以安心、耐心地等候手术结束。

82 口腔癌手术需要拔牙吗?

很多口腔癌患者都非常关心他们的牙齿在手术过程中是否会被拔除。事实上,口腔癌大多是口腔黏膜来源的恶性肿瘤,和牙齿没有直接的因果关系,因此,能保留的牙齿应当尽量保留,最大程度恢复患者术后的进食、咀嚼功能。口腔癌手术是否需要拔除牙齿,要综合多方面因素进行评估,当存在以下情况时,可以考虑拔除相关牙齿:

(1)口腔内的倾斜牙齿、残根和残冠、不良义齿修复体等,明显刺激局部口腔黏膜,存在诱发和促进口腔黏膜癌变的潜在风险。

(2)既往有反复感染病史的智齿。

(3)上颌牙龈癌波及上颌邻近牙齿。

(4)下颌牙龈癌波及下颌邻近牙齿。

此外,如果评估患者需要进行术后放疗,则建议在手术中将不能保留的龋齿和残根一并拔除,降低放疗后颌骨骨髓炎发生的概率。

83 口腔癌手术后常见的并发症有哪些?

口腔癌手术后的常见并发症包括出血、感染和神经损伤。术后出血的总体发生率较低,多发生于手术结束后的当天晚上或是第2天,大多是由于术后血压波动导致原本闭塞的微小血管再次开放,局部出血形成血肿,早期发现后可以通过局部加压进行止血,如有较大的血管或其分支出血,则需要通过紧急手术探查进行止血。伤口感染常见于手术后第5~7天,常有伤口红肿、疼痛、局部脓性分泌渗出,可伴有发热、白细胞计数升高,通过局部引流冲洗、加强抗感染治疗多能缓解,长期伤口感染也可能导致小血管破裂出血,需要进行手术清创止血。口腔癌手术中的神经损伤多涉及面神经下颌缘支和副神经,前者可引起口角歪斜,后者可引起抬肩无力,一般都是暂时性的,给予激素、神经营养治疗和局部理疗干预,大都能在3~6个月内完全康复。其他的一些并发症还包括味觉减退、吞咽困难,颈部淋巴结清扫手术还可能出现涎漏和乳糜漏等,一般经过早期有效处理,基本都能够完全恢复。

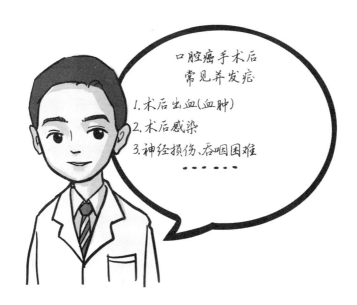

口腔癌手术后
常见并发症

1. 术后出血(血肿)
2. 术后感染
3. 神经损伤、吞咽困难

84 口腔癌切除以后是否需要进行修补？

早期且范围局限的口腔癌切除以后，一般可以直接拉拢缝合，不需要从身体其他部位移植组织来进行修补。但是，中晚期口腔癌在进行"根治"性切除时，往往会造成口腔及颌面部较大范围的组织缺失，单纯的拉拢缝合或是邻近组织转位，不能有效充填缺损及关闭手术创面。更为重要的是，这些缺损如果不进行修补的话，不仅会导致患者术后面部畸形，严重影响容貌，还会严重影响患者的正常生理功能，如咀嚼、吞咽、语言等，给患者日后生活带来极大的不便，并造成精神创伤。因此，对这些患者来说，缺损的修补完全有必要，而且已经成为口腔癌手术治疗的重要组成部分。

85 人工黏膜可以用来修补口腔吗？

口腔癌是口腔黏膜来源的恶性肿瘤，因此，口腔癌切除后不可避免地会造成口腔黏膜缺损。一般病变表浅、范围较小的黏膜缺损，可以利用口腔黏膜的弹性和可塑性，通过游离松解周边的黏膜进行直接修补。病变表浅但缺损面积相对较大，尤其是全身情况不太好，难以耐受皮瓣修复等大手术的口腔癌患者，人工黏膜移植是一个非常适合的选择。人工黏膜在临床应用中多称为生物补片。常用的人工黏膜生物补片多为猪小肠黏膜下层制成，是经脱细胞技术处理的一种天然细胞外基质材料，其生物相容性好，常用于舌部黏膜早期癌变或颊部黏膜早期癌变引起的浅表口腔黏膜缺损，从而减少直接拉拢缝合引起的舌头畸形以及颊部张口受限。生物补片也可以用于颌骨裸露创面的覆盖保护。国内常用的生物补片包括海奥生物补片和吉瑞特生物补片。需要说明的是，人工黏膜本身也具有一定的收缩性，术后远期可能也会出现瘢痕挛缩的情况。

86 什么情况下需要皮瓣修复？

皮瓣修复是指将身体其他部位的皮肤、肌肉或骨骼等软硬组织转移到口腔颌面部的组织缺损处（口腔癌切除后的创面）。按照老百姓的说法就是将手臂、小腿、大腿以及胸部的肉或者骨头切取下来，缝合固定到口腔或是面部组织缺损的地方。在大多数情况下，需要通过动脉和静脉的显微缝合，以保证这些皮瓣在缺损部位移植成活，类似于肝移植和肾移植。

口腔癌，尤其是中晚期口腔癌，在完成大型手术切除后，会造成原有器官外形和功能的破坏。例如舌癌扩大切除后会造成舌头缺损，引起进食、吞咽困难；腭部黏膜癌切除后会形成"天花板漏"，造成口鼻相通，嘴巴喝水时鼻子流水；颊黏膜癌切除后会造成张口受限。所以，在这些情况下，我们就需要选择皮瓣修复以最大限度地恢复原有器官的外形和功能，有利于创面的一期无感染愈合，更有利于患者术后咀嚼、语音、吞咽和通气等功能的恢复，使他们快速康复，尽早融入社会。

87 皮瓣修复的"取肉"部位一般是哪里？对身体有影响吗？

口腔癌手术过程中的皮瓣制备就是老百姓所说的"取肉"。从解剖学角度，人体身上可以"取肉"和"取骨头"的部位总共有200多处。实际上，所取的"肉"也就是皮瓣，可以分为带蒂皮瓣和游离皮瓣。口腔癌修复常用的带蒂皮瓣是颏下岛状皮瓣和胸大肌皮瓣，前者从"下巴下方"处取皮和肉，后者从前胸部取皮和肉，而后通过旋转移位"补"到口腔内或是面部。临床上，更为常用的则是游离皮瓣，包括前臂皮瓣（手臂处）、股前外侧皮瓣（大腿）、腓骨肌皮瓣（小腿）和髂骨瓣（胯部），这些皮瓣需要通过血管显微缝合以保障维持组织的血供，实现"补肉、补骨头"的最终成功。

皮瓣修复技术发明应用已有50多年，对身体的影响较小，常见的并发症为取瓣区域的皮肤感觉麻木，但经过一段时间都会有一定程度的恢复。为了最大限度地减少取肉部位的潜在并发症，医生在制订口腔癌治疗计划前，也会充分评估取瓣部位的健康状态和安全性。譬如：前臂皮瓣会进行血流阻断实验（Allen 试验），明确皮瓣血管是否可以安全切取；股前外侧皮瓣术前会行穿支血管的 B 超定位，减少不必要的组织损伤；腓骨肌皮瓣和髂骨肌瓣术前也会进行 CT 检查，评估制取范围，排除对脚踝稳定性和髋关节稳定性的不良影响。

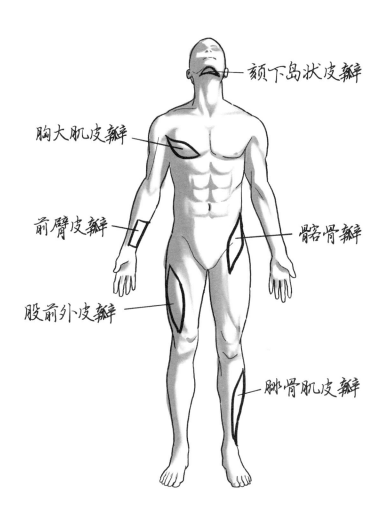

颏下岛状皮瓣

胸大肌皮瓣

前臂皮瓣

髂骨瓣

股前外皮瓣

腓骨肌皮瓣

88 口腔癌患者颌骨切除后能够修补吗？

　　口腔癌虽然原发于口腔黏膜，但由于口腔黏膜较薄，肿瘤一旦进展，很容易侵犯周围的颌骨。口腔癌患者因肿瘤侵犯上、下颌骨,而将累及的颌骨做扩大切除后,是可以通过多种方法进行修补的。上颌骨缺损可以选择类似于义齿的颌骨假体(赝复体),进行修补,也可以从患者的胯部(髂骨)或是小腿部(腓骨)取骨头来进行修补;下颌骨缺损一般可以用金属钛板来替代缺损的骨段,也可以从患者身上的胯部(髂骨)或是小腿部(腓骨)取骨头来进行修补。需要强调的是,修补骨头的时机是有讲究的,对局部肿瘤根治把握较大的,可以采取肿瘤切除的同时就进行修补;如果肿瘤较大,侵犯骨头较为广泛,术后往往需要大剂量放疗,一般不做同期骨修复,可以先行相应的软组织修复,定期复查 2 年,若没有复发和转移,再根据具体情况行二期骨组织修复,最大限度地恢复上颌骨或下颌骨的形态和功能。

89 骨头一般从哪里取? 对身体有影响吗?

修补颌骨的骨头一般可以从小腿(腓骨)和胯部(髂骨)取,通过金属钛板来固定,以恢复上、下颌骨的外形和功能。在手术前,医生也会全面谨慎地评估这些区域的"骨头"取下来后是否会对患者产生较大影响,从而最终确定合理的个体化取骨方案。临床上常用的腓骨,它在下肢骨中较为细小,相对于胫骨来说为"非负重骨",因此,取骨后对患者的行走运动等基本生理功能几乎没有影响。此外,医生在获取腓骨过程中,会在腓骨上下两端至少各保留6~8 cm 的长度以充分确保膝关节和踝关节的稳定。从髂骨上切取的骨头,占整个髂骨体积的很小一部分,不会影响胯部的结构,因此,对患者身体的影响也是很小的。

90 数字化设计重建颌骨是什么意思？有什么优势？

传统的颌骨重建（颌骨修补）建立在手术医生的经验基础之上，具有较高的技术难度。数字化颌骨重建则是将患者的颌骨CT扫描数据提取出来，通过强大的图形工作站进行可视化处理并进行术前或术中实时显示，外科医生可以将重建后的不同组织分层次、分对比度地进行360°全方位立体观察，从而提高颌骨修补手术方案设计的个体化与精确化，类似于在电脑中复刻一个"虚拟患者"，医生可以对"虚拟的颌骨"多次模拟不同的切除范围和不同的修补方式，在此基础上确定最优的颌骨重建方案，大大降低颌骨重建的难度，提高颌骨重建的精确度。

数字化颌骨重建的优势十分明显，包括：

（1）可以在"虚拟颌骨"上多次实战演练，选择最优的手术设计方案。

（2）通过数字化设计使颌骨的修复更加精确，使修复后颌骨的形态与功能也更加完善。

（3）经过"虚拟颌骨"的不断演练，明显缩短了手术时间，减少术中出血，促进手术的顺利、快速完成。

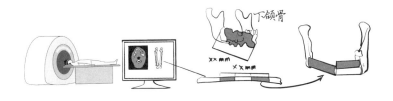

91 赝复体是什么？修复口腔缺损有哪些优势？

赝复体是一种由高分子材料制作的，模拟人体器官解剖形态和颜色，通过各种方式固定后，弥补人体因先天缺陷或后天创伤导致的组织缺损的医疗产品。在本质上，赝复体其实就是假体。在口腔医学领域，赝复体广泛应用于口腔颌面外科和口腔修复科，主要解决肿瘤、外伤及先天性畸形等导致的颌骨缺损或面部缺损。尤其是口腔癌切除上颌骨的患者。赝复体非常适合修补上颌骨缺损，可以较好地恢复面中部外形和凸度，隔绝封闭口鼻腔漏，甚至可以恢复牙列，提升口腔癌患者的咀嚼、吞咽功能。赝复体一般由树脂塑料制作而成，修补口腔癌术后颌骨缺损的优势十分明显，包括：

（1）不需要从患者身上取骨。

（2）价格便宜。

（3）患者可自行摘戴，有助于口腔卫生的保持和肿瘤术后的复查。

92 口腔癌患者可以术中同期种牙吗？

口腔癌患者一般不建议术中同期种牙，尤其是中晚期口腔癌患者或是术后需要接受放疗的患者。因为口腔癌有一定的局部复发率，有种牙需求的口腔癌患者，建议术后定期复查1～2年。若局部控制良好、没有复发，再考虑接受种植牙手术。此外，术后需要接受放疗的口腔癌患者，上颌骨以及下颌骨的血运会受放射线辐射影响而变差，引起种植体感染脱落的风险增大，而且种牙手术需要钻磨骨头，会大大增加颌骨感染导致放射性骨坏死的发生率。较为安全的做法如下：

（1）早期口腔癌评估局部可控性较高，可以术中同期种牙。

（2）中晚期口腔癌可以观察 2 年后接受种牙，过渡期可以佩戴可摘义齿。

（3）术后放疗过的患者，种牙需要非常谨慎，可以请口腔种植专家具体评估是否适合种牙以及种牙时机。

93 口腔癌手术后需要气管切开吗？

口腔位于上呼吸道的起始部位，是氧气进入肺部的门户，对患者的通气保障十分重要。口腔癌手术导致的术后肿胀、舌体后坠有可能引起窒息，从而危及患者生命。

一般来说，口腔癌手术后是否进行气管切开，需要根据原发肿瘤的部位、大小、患者年龄等进行综合考虑。原发肿瘤较大，位于舌根、咽旁或口底处，引起肿胀窒息的风险相对较大。此外，年龄大的患者，局部组织的术后水肿也会比较明显，发生窒息的风险也会明显增

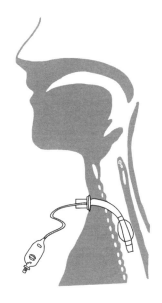

大。所以,医生有必要慎重评估这些患者是否需要进行气管切开,以保持呼吸道通畅。目前来说,口腔癌手术患者的常见气管切开指征包括:

(1)口咽、舌根和口底等部位的肿瘤扩大切除。

(2)半侧或以上的下颌骨切除且没有做同期骨修补。

(3)双侧颈部淋巴结清扫。

94 口腔癌手术需要输血吗? 输血前需要做哪些准备?

口腔癌手术是否需要输血,主要看患者手术前是否存在贫血以及手术过程是否会大量失血。一般来说,手术前患者的血红蛋白低于 7 g/L 时,建议输血改善贫血状态;成人手术失血量超过 800 mL 时,建议术中输血。口腔癌手术,特别是上颌骨切除手术、涉及颈动脉的手术以及肿瘤根治同期行皮瓣修复的手术,一般失血量会相对较多,需要手术前提前向血库申请准备,以备不时之需。输血前也需要做好各项准备工作,包括:

(1)填写输血知情同意书,告知患者输血可能会带来小概率的交叉感染。

(2)血型鉴定和交叉配血实验。

(3)停止或调整抗凝药物。

(4)预防性给药改善凝血功能。

(5)对慢性贫血、肾功能不全者术前可考虑使用促红细胞生成素。

95 输血会有感染风险吗？

在我国，目前对血液采集、监测、储存和使用都有一套成熟、严格的管理制度。近年来所有血液制品都来源于志愿者的自愿捐献，大大降低了来自血源提供者的病原感染传播风险。血液采集后，血站会对所采集的血液进行全面的病原体检查，检测血液是否合格安全，是否受到细菌及寄生虫污染，是否存在病毒（乙肝病毒、丙肝病毒、HIV 等）。因此，规范的输血辅助治疗，感染风险是非常非常低的。但是，需要指出的是，在一些特殊情况下，譬如该病毒正处于"窗口期"，现有的医疗技术一般不能检测出来，虽然概率非常低，但还是会存在患者接受输血时交叉感染病毒的风险。

96 什么是达芬奇手术机器人？口腔癌可以行机器人手术吗？

达芬奇手术机器人是一种高级机器人外科手术系统。该系统以麻省理工学院研发的机器人外科手术技术为基础，不断完善发展而来，目前已经更新到第四代，其设计的理念是通过使用微创的方法，实施复杂的外科手术。达芬奇手术机器人在手术操作的准确性、灵巧性和稳定性上大大超过了传统外科模式，可以实现患者的微小创伤与快速康复。目前，达芬奇手术机器人已经广泛用于普通外科、胸外科、泌尿外科、妇产科、头颈外科以及心脏外科手术。口腔癌也可以使用达芬奇机器人手术，尤其是早期口咽癌，包括舌根癌、扁桃体癌等,达芬奇手术机器人具有独特的操作优势,与术后放疗相结合,可以取得非常满意的临床治疗效果。但是,对中晚期口咽癌患者,尤其是 HPV 阴性的患者而言,传统的开放性手术治疗效果会明显优于达芬奇手术机器人。

达芬奇手术机器人

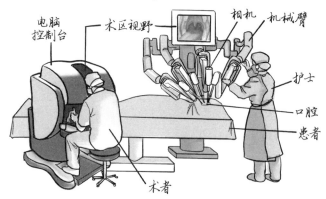

97 口腔癌患者术后需要进重症监护病房吗?

重症监护病房,也就是通常所说的 ICU,收治对象主要是重症患者,也包括全身麻醉或者大型手术后生命体征还没有完全稳定下来的患者。重症监护病房里的设备仪器比较多,也比较先进,能够对患者的生命体征进行实时监测。在护理方面,护士配比会更高,对患者生命体征变化的观察会更密切,发现和诊治突发病情也会更加及时。接受中小型手术的口腔癌患者术后一般无须进重症监护病房;但接受大型手术(如联合根治手术、皮瓣移植手术、颌骨重建手术等)的中晚期口腔癌患者或是全身情况较差、系统性疾病较多且较重的患者，术后一般会进入重症监护病房进行观察及治疗，待情况稳定后再转回普通病房，从而最大程度保障患者的围手术期安全。

98 口腔癌患者术后负压引流球有什么作用？何时可以拔除？

负压引流球是利用真空工作的原理，使之在封闭的创口内产生负压，将手术区域内的渗出液、坏死组织、血液及其他异常增多的液体，通过负压的方式导出体外。此外，负压还可以使组织通过物理力量自然地紧贴在一起，促进创口愈合。口腔癌手术中，一般会将负压球置放于颈部创口和身上获取皮瓣区域的创口，可以有效降低术后感染风险，促进术后创面的快速愈合。一旦放置负压球，护士就会每天记录球内引流液体的颜色和引流量。一般来说，术后当天及第二天，引流颜色呈现鲜红色，而后逐渐变淡，引流量也会每天减少，当 24 小时内负压球的引流量少于 20～30 mL 时，一般就可拔除负压球。

99 口腔癌患者术后何时拆线和注意事项有哪些？

口腔癌患者常用的伤口缝合线可以分为可吸收线和不可吸收线。在颜色区分上，可吸收线多为蓝色或紫色，常用于口腔内张力不大的伤口，一般不需要拆除，可自行吸收或脱落。不可吸收线多为黑色,主要用于口腔内有张力的伤口缝合以及面颈部皮肤缝合,需要在规定的时间内拆除。理论上,在确保伤口不裂开的前提下,越早拆线,瘢痕越小。因此,口腔内的缝线可以在术后 7～9 天拆除;若局部有张力,也可以推迟到术后 14 天左右拆除。口腔深面的缝线,譬如舌根或是咽旁,拆线较为困难,也可以不拆,任其自行脱落。面颈部无张力创口,若伤口愈合较好,不伴随感染等,可在术后 7 天拆除缝线;若伤口愈合较差或伴随感染等,也可推迟到术后 14 天拆除缝线。口腔颌面部缝线涉及容貌美观,因此,还有一种所谓的"美容线",线非常细,一般在无张力的情况下术后 5～7 天即可拆除。

100 什么是肿瘤的放射治疗?

肿瘤放射治疗又称"放疗",老百姓俗称"照光"或是"烤电",是指用放射性核素或各种加速器产生的放射线来杀灭肿瘤细胞。现阶段放疗是治疗恶性肿瘤的主要方法之一,可以单独使用或与手术治疗、化学治疗及免疫、靶向治疗等联合应用,从而达到更好的临床效果。放疗在口腔癌的综合治疗中十分重要。按照治疗的时机,放疗可以分为手术前放疗、手术中放疗和手术后放疗。放疗敏感的口腔癌,譬如低分化口腔癌,术前放疗可以有效缩小肿瘤体积,为手术创造更好的条件;术中放疗可以有效杀灭肿瘤切除后创面的潜在残留肿瘤细胞;术后放疗则更多是预防性地控制原发肿瘤手术区域和颈部淋巴结清扫区域的癌细胞增殖,有效降低手术后肿瘤局部的复发和颈部淋巴结转移的风险。

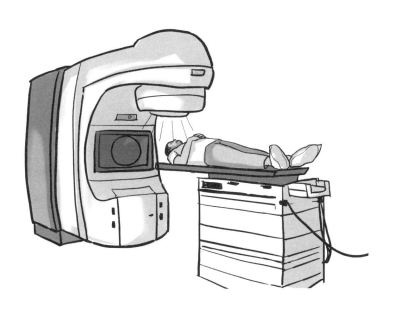

101 放射治疗杀死肿瘤的原理是什么？

放疗杀死肿瘤细胞的原理在本质上就是破坏肿瘤细胞的DNA，尤其是在肿瘤细胞的分裂期，放射线所带的能量可以破坏肿瘤细胞的DNA染色体，抑制及杀灭快速生长、分裂的癌细胞。放射治疗过程中，放射线完全是通过物理定位方式聚焦照射到指定治疗区域，范围是在手术范围的基础上再进行一定程度的扩大。因此，与手术治疗相同，放疗也是一种局部治疗方法。

102 口腔癌放射治疗的适应证有哪些？

放射线在杀灭肿瘤细胞的同时，也会不可避免地对周围的正常组织造成伤害。因此,恶性肿瘤选择放疗有一套严格的标准和要求。口腔癌患者放疗主要是在手术后进行,最佳时间一般是术后6周左右,不超过8周,这样,会让手术后的伤口有一段稳定的恢复时间,从而抵御后续放射治疗导致的不良反应。

根据当前的临床经验,口腔癌的术后放疗参考指标包括:

(1)临床分期较晚,如Ⅲ期和Ⅳ期口腔癌。

(2)恶性程度较高,局部侵袭性较强。

(3)病理分化程度较差。

(4)出现知名神经侵犯。

(5)转移癌细胞突破淋巴结包膜(淋巴结包膜外转移)。

(6)切缘阳性。

(7)复发的口腔癌。

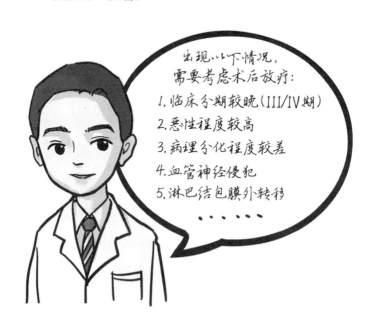

一些特殊情况的口腔癌患者，也可以进行单纯的放射治疗，包括：

（1）病期较晚或复发不宜手术者。

（2）身体情况很差，不能耐受全身麻醉者。

（3）拒绝手术治疗者。

（4）已经出现远处转移者。

此外，如果口腔癌患者术前肿瘤较大，但是判断放疗敏感性较好，也可以在手术前进行一定剂量的放疗，缩小瘤体，为后续手术根治创造更好的条件。

103 口腔癌放射治疗的禁忌证有哪些？

口腔癌的放疗是有严格的筛选标准的，一般出现以下情况时，不建议选择放疗：

（1）对放射线不敏感的口腔癌类型，譬如口腔黏膜黑色素瘤、部分肉瘤以及骨肉瘤等。

（2）放疗中度敏感的肿瘤在经过足量放疗后局部又复发时，正常组织不能再耐受第二次重复照射。

（3）放疗中度敏感的肿瘤已有远处多处转移时不适合首选放疗。

（4）晚期口腔癌，患者有明显的恶病质，如消瘦、脱水、营养状况极差，无法接受放疗。

此外，口腔癌患者合并有其他严重疾病，如急性感染、严重心力衰竭等，应在控制病症后再做放疗；外周血白细胞计数<3×10^9/L 或血小板计数<80×10^9/L 时，也不宜进行放疗，待血常规

恢复正常后再考虑放疗。

104 适用于口腔癌的放射治疗技术有哪些？

理想的放疗应该具有高精度、高剂量、高疗效和低损伤的特点，即要肿瘤最大限度地接受照射剂量，而正常组织接受的照射剂量最小，这样才能控制肿瘤，同时又避免发生严重并发症和功能障碍。随着现代科技的飞速发展，大量新的放疗设备和新技术不断涌现，使得放疗的水平得到极大的提高。重离子（质子）加速器、图像引导的放疗、螺旋断层放疗、容积调强放疗、立体定向放疗、三维适形放疗、调强放疗等新设备和新技术，目前已经广泛用于临床。但是，不同的放疗设备和技术，有优势也有不足，需要在专业肿瘤放疗医生的指导下，合理选择。

105 口腔癌术后放疗区域如何确定？

口腔癌患者的术后放疗区域主要包括两个。一个是口腔内原发肿瘤切除以后的创面部位，也就是俗称的"瘤床"，放射范围一般要覆盖至瘤床及其外围1 cm或以上，对一些有神经侵犯的肿瘤还需要沿着神经的走向进行追踪照射。另一个部位是颈部，也就是"脖子"。颈部放疗一般包括颈部中上2/3区域，有时候是整个颈部，主要目的是预防或者控制颈部的淋巴结转移。此外，口腔癌的放疗有时还需要包括一些"中间区域"，这些中间区域是指口腔内原发肿瘤与颈部之间的区域。这些区域有可能会有外科手术遗漏

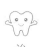
的淋巴结，包括舌部与颈部之间的口底区域、颊部与颈部之间的颌上区域，还有上牙龈与颈部之间的咽后区域。

106 如何确定口腔癌的放射治疗剂量和疗程？

口腔癌的常规术后放疗的剂量一般约为 60 Gy，包括口腔内和颈部。具体放疗过程，可以形象地比喻为"上班打卡"，就是从周一到周五，每天照射 1 次，周六、周日休息，如此循环 5～6 周，共计 25～30 次。除了常规放疗剂量外，有些较为严重的患者，最大剂量可以增至 70 Gy，时间上也会增加 1 周左右。除此之外，还有一种超分割放疗，就是每天照射 2～3 次，间隔 4～6 小时，也是每周 5 次，2～3 周完成。虽然缩短了照射周期，但是不良反应会比较重，需要在专业放疗医生的指导下谨慎选择。

107 口腔癌患者放射治疗前应该做哪些准备？

放疗在杀灭肿瘤细胞的同时也会对口腔组织造成伤害，包括口腔黏膜的损伤、牙齿损伤以及颌骨的损伤。口腔癌的放疗会在很大程度上导致患者发生全口牙齿的快速龋坏，也就是所谓的"猛性龋"，引起局部长期炎症感染，最终波及牙齿下方的骨头，导致严重的颌骨骨髓炎甚至是骨坏死。因此，在放疗前，口腔癌患者一定要做好充分的准备，减少口腔内不良反应的发生率和严重程度。具体的准备包括：

（1）全口牙齿洁治，通过"洗牙"去除牙结石，保持良好的牙周组织健康。

（2）拔除口腔内不能保留的残根残冠。

（3）拆除口腔内不良修复体，尤其是劣质金属义齿。

（4）治疗可以保留的龋坏牙齿。

（5）进行牙齿咬合面的窝沟封闭，全口牙齿定期涂氟，预防龋齿。

此外，放疗也会导致口腔黏膜溃疡、颈部皮肤变黑甚至脱皮糜烂。因此，患者和家属需要准备一些口腔溃疡贴、皮肤干燥剂和保护剂，可以向口腔黏膜专业医生以及皮肤科医生进行具体咨询准备。

108 口腔癌放射治疗都有哪些常见并发症?

在治疗口腔癌的同时，放疗也可能会给患者带来一系列的并发症，常见的早期并发症是口腔黏膜反应和皮肤反应。口腔黏膜反应主要表现为口腔溃疡，一般在放疗后 1～2 周出现，2～3 周最为严重，表现为口腔黏膜充血、白点、融合成片、表面溃疡，患者疼痛感非常明显，严重影响进食；放疗结束后 2 周内，溃疡一般都会自行缓解，溃疡的黏膜修复较快，多不留瘢痕。皮肤相比黏膜更加厚韧，因此，反应出现得也会晚一些，一般在放疗后 3 周左右，可以表现为放疗区域的皮肤充血潮红，有烧灼和刺痒感觉，后可逐渐变成暗红，表面脱皮。放疗的常见远期反应是口干舌燥，因为放射线会不可逆地完全抑制唾液腺的口水分泌能力。此外，放疗也可能会引起全身不良反应，包括食欲不振、恶心呕吐、白细胞和血小板数量减少以及免疫功能低下等。这些并发症或不良反应绝大多数都可以在专业医师的帮助下，通过早期干预调理，降到最低。

109 放射治疗会对照射野的皮肤产生影响吗?

面颈部的皮肤在口腔癌的放疗过程中会直接受到放射线照射,很容易出现不良反应。根据不良反应出现的时间,可以分为急性反应和慢性反应。皮肤的急性反应一般发生在放疗开始后,根据严重程度可以分为三度:

(1)Ⅰ度:皮肤发生红斑,充血潮红,有烧灼和刺痒感觉,后可逐渐变成暗红,表层脱皮,称为干性脱皮。

(2)Ⅱ度:充血、水肿、水泡形成,发生糜烂,有渗出液,称为湿性皮炎。

(3)Ⅲ度:皮肤表现被灰白色坏死组织覆盖,边界清楚,底部较光,呈火山口型凹陷或痂下溃疡,有剧痛,称为放射性溃疡。

皮肤放疗后的慢性反应一般出现在放疗结束后的数月或数年,皮肤萎缩变薄,浅表毛细血管扩张,有时有色素沉着、脱屑,易受损溃破。

110 放射治疗过程中如何保护放疗区域的皮肤?

口腔癌放疗过程中,应当保持局部皮肤清洁、干燥。如有汗时及时用软毛巾蘸干;放疗期间穿低领、柔软、宽松的棉质内衣,以免损伤皮肤;照射野皮肤忌用肥皂、热水、化妆品,勿用粗毛巾擦洗,避免冷热刺激,不可贴胶布,禁用碘伏、乙醇等刺激性消毒剂;外出时避免阳光直接照射。有脱皮时，勿用手撕剥、抓挠，以免加重皮肤损伤。患者在放疗过程中出现红斑或皮肤潮红，伴有瘙痒感，一般不须做特殊处理，皮肤瘙痒严重时，勿抓挠或自行涂擦止痒药膏，必要时在医务人员指导下用药。皮肤出现破损时，如果是干性反应，应当继续保持局部皮肤的清洁干燥，如刺痒难耐可用珍珠粉、小儿爽身粉，但不能涂抹乙醇、止痒水等刺激性药品；如果是湿性反应，原则上采用暴露疗法；如果皮肤起泡，内有浓液，可用生理盐水清洗伤口，剥去表面的坏死皮肤，然后涂氯地霜和硼酸软膏，待症状改善后，再行暴露疗法。慢性皮炎可用尿素脂涂膏，使皮肤柔软，防止皲裂。

111 放射治疗过程中，如何处理口腔溃疡？

口腔癌患者放疗过程中出现的口腔溃疡，愈合较为困难。溃疡局部疼痛可以喷涂一些表面麻醉药，如利多卡因等，降低经口腔进食的疼痛感，口服维生素也可以促进黏膜修复。此外，还可以用一些较为温和的漱口水，如康复新液等，每天含漱 3～5 次，保持口腔湿润与清洁；溃疡合并感染的口腔创面，可以进行细菌培养，选择应用敏感抗生素。若上述措施均无明显效果，建议进一步就诊咨询口腔黏膜科医生。

112 放射治疗过程中或放射治疗结束后人体会有放射性吗？

人体组织在接受放疗时，属于被照射的对象，受到辐射后组织细胞会发生电离,但组织细胞本身不会自发地发出辐射线。因此,不论是在放疗过程中,还是在每天的放疗结束后,被照射的人体组织都不是放射源,不会发出辐射线损伤周围的人。

113 放射治疗会导致颌骨坏死吗?

放射线可以通过抑制骨内血液微循环和骨细胞活性,对骨细胞产生直接损伤。一般来说,成人的骨骼对放射线是有较好的耐受性的,现代高能放疗中很少产生骨坏死。颌骨,也就是老百姓所称的"下巴骨",所处的环境较为特殊,口腔内颌骨的表面牙龈软组织比较薄,不像躯干和四肢骨那样,处于较厚的软组织包裹之中,暴露的风险和概率相对较大。更为重要的是,口腔是一个污染环境,存在大量的病原微生物,牙源性的感染(龋齿、残根)和损伤(拔牙手术)很容易影响到颌骨,加之放射线能够导致骨再生、愈合能力变差,因此,颌骨更易受创伤和感染,较易发生颌骨骨髓炎,甚至是严重的颌骨坏死。需要强调的是,尽管颌骨相对于其他骨骼更容易发生放射性骨坏死,但是医生可以通过多种措施来降低发生率,减轻炎症或坏死程度,其中包括个体化的分次照射方案和合理的照射剂量,放疗前相关牙齿的治疗处理,放疗过程中以及放疗后的口腔卫生保持。

114 放射性颌骨坏死该如何预防?

口腔癌患者在放疗前和放疗过程中可以采取多种措施预防放

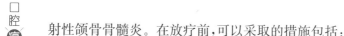

射性颌骨骨髓炎。在放疗前,可以采取的措施包括:

（1）保持口腔清洁,常规进行口腔洁治,也就是"洗牙"。

（2）对病灶牙进行治疗,如龋齿、无法保留的病灶牙以及残根等应予以拔除。

（3）金属义齿须在放疗前取出,活动义齿需要在放疗结束一段时间后再佩戴,以保护口腔黏膜。

（4）在放疗过程中加强局部防护,对口腔溃疡可以局部使用抗生素,加强口腔清洁;同时局部应用氟化物,有助于预防放疗后的继发龋。在放疗结束后,应尽量减少牙源性的感染和损伤,防止继发放射性颌骨骨髓炎;如果必须进行手术或拔牙时,术前、术后都需要应用抗生素。

（5）需要注意的是,若颌骨在放疗后发生坏死,即使采用抗生素治疗也不能完全避免感染,原本潜在的感染也容易在此时爆发。

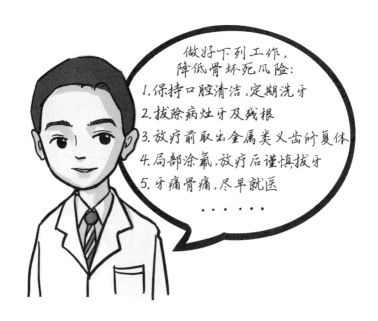

因此，在放疗前就处理潜在感染源，出现牙痛、骨痛，尽早就医远比放疗后再进行处理要有效且重要得多。

115 放射性颌骨坏死该如何治疗？

口腔癌患者放疗后，即使出现了颌骨坏死或继发骨髓炎，也不必紧张，可以接受相应的治疗，包括局部治疗和全身治疗两个方面。

局部治疗的措施一般包括：

（1）在死骨未分离时，每天使用低浓度过氧化氢溶液局部冲洗以预防感染。

（2）若黏膜或皮肤破溃，死骨外露，可以用骨钳分次逐步咬除，减轻对黏膜的刺激。

（3）外科手术分离死骨，遗留的组织缺损待二期修复或用复合组织瓣即刻充填修补。

全身治疗的措施一般包括：

（1）全身应用抗菌药物控制感染。

（2）局部感染导致剧烈疼痛时可以应用镇痛药物。

（3）全身支持治疗，增强营养，必要时可采用输血和高压氧疗等。

需要指出的是，颌骨放射性骨髓炎或是骨坏死的治疗，在本质上是一种对症治疗，不能逆转，只能延缓。因此，病变可能会随着时间的延长而反复出现。

116 什么是肿瘤的化学治疗？

肿瘤的化学治疗就是我们平时所说的"化疗"，主要是通过口服、静脉给予化学药物进行治疗，使化疗药物进入体内，随血液到达全身各个脏器。化疗对原发部位的肿瘤细胞、血液中存在的癌细胞或转移到其他脏器的癌细胞均有一定的杀灭作用。化疗药物控制和杀伤肿瘤细胞的作用机制一般包括：

（1）抑制肿瘤增殖。

（2）诱导肿瘤凋亡。

（3）抑制肿瘤新生血管。

（4）抑制肿瘤细胞迁移。

（5）促进恶性肿瘤细胞分化成熟。

（6）增强机体抗肿瘤免疫。

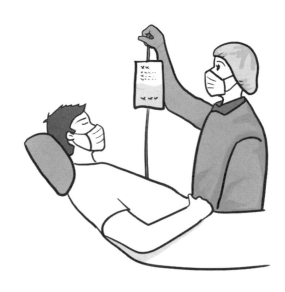

需要指出的是，传统的化疗药物虽然能够杀伤、杀死肿瘤细胞，但是也会损伤机体的正常细胞，尤其是快速分裂的增殖细胞，包括骨髓细胞、毛囊细胞以及胃肠道黏膜细胞，从而引起白细胞减少、脱发、恶心呕吐等不良反应。

117 口腔癌的常用化疗药物有哪些？

目前，临床上常用的口腔癌化疗药物主要有铂类、紫杉醇类和以5-氟尿嘧啶为代表的抗代谢类药物。铂类药物应用最广泛，疗效亦最显著，包括顺铂（DDP）、卡铂（CBP）和奈达铂（NDP），通过与肿瘤细胞 DNA 结合，使其坏死或凋亡来杀伤肿瘤细胞。紫杉醇类药物属于植物类抗肿瘤药物，包括紫杉醇、多烯紫杉醇（又称多西他赛）和最新的白蛋白紫杉醇，这类药物通过抑制肿瘤细胞的有丝分裂发挥抗肿瘤作用。5-氟尿嘧啶属于抗代谢类化疗药物，可以通过特异性地干扰核酸代谢、抑制肿瘤细胞 DNA 和 RNA 的合成，来阻止肿瘤细胞的分裂和增殖以达到抗肿瘤的目的。由多西他赛、顺铂、5-氟尿嘧啶组成的联合治疗方案，被认为是目前包括口腔癌在内的头颈鳞癌的最为有效的抗肿瘤化疗方案（TPF 方案）。

此外，甲氨蝶呤（MTX）、平阳霉素、阿霉素等也都可以作为口腔癌的二线化疗药物。

118 口腔癌的常用化疗方案有哪些？

口腔癌的化疗方案一般可以分为单药化疗和联合化疗。口腔癌的单药化疗在 20 世纪 70—80 年代应用较多，由于存在易产生耐药性、不良反应大和化疗效果差等缺点，单药化疗逐渐被淘汰。联合化疗是目前最常用的化疗方式，是指联合 2 种或以上的已经被确定有疗效的、没有相同不良反应或耐药性的药物，以适当的剂量和时间给药，可以获得很好的协同抗肿瘤效果。目前国内、国际各种指南推荐的头颈鳞癌的标准联合化疗方案 PF 方案（顺铂＋5-氟尿嘧啶）、TP 方案（多西他赛＋顺铂）和 TPF 方案（多西他赛＋顺铂＋5-氟尿嘧啶）。近年来，化疗与靶向药物联合的靶向化疗，以及化疗与免疫药物联合的免疫化疗，也在口腔癌的治疗上取得了良好效果。

119 什么是新辅助化疗？对口腔癌治疗有帮助吗？

口腔癌一旦确诊，患者和家属往往都会迫不及待地想尽快手术。其实，口腔癌的治疗是需要讲究策略的，尤其是手术前的一些预处理治疗，很可能会提高手术效果，延长患者的生存时间。新辅助化疗就是一种常用的方法。新辅助化疗，也称为诱导化疗，是在进行其他治疗之前先实施的化疗，比如在手术前或者放疗前先进行化疗。

口腔癌新辅助化疗的优势包括：

（1）术前或放疗前，患者的营养和免疫状况都比较好，化疗药物能更好地发挥作用；并且此时病灶局部血供丰富，没有术后或放疗后瘢痕的影响，化疗药物更容易通过血液到达肿瘤。

（2）新辅助化疗能使肿瘤较大、进展较快的中晚期口腔癌的肿瘤体积缩小,进展势头得到快速遏制,此后再进行手术可以提高肿瘤局部的根治率。

（3）新辅助化疗可以使得原本需要切除的重要组织脏器得以保留,手术导致的组织缺损和功能损害都得以减轻,更有利于提高患者的生存质量。

需要指出的是,新辅助化疗的效果若达到完全消退(CR)或部分消退(PR),则肿瘤局部根治率和远期生存率都可能更好,但新辅助化疗并不是对所有口腔癌患者有效,有一定比例的患者会没有效果。

120 化疗的常见不良反应有哪些? 该如何处理?

目前的化疗药物特异性仍不够强,在杀伤肿瘤细胞的同时也会损伤正常组织的细胞,使用过程不可避免地会出现一些不良反应。化疗最常见的不良反应是骨髓抑制,主要是白细胞、血小板、红细胞减少等,表现为机体的抗感染能力低下,很容易发生严重的感染、出血而威胁生命。所以,当出现 3 度以上骨髓抑制时,应当立即停用化疗药物。应用升白细胞、升血小板药物的同时应用抗生素预防感染,条件允许的情况下,最好能够在无菌层流环境下隔离。恶心呕吐是另一个常见的化疗不良反应,主要是胃肠道黏膜细胞被化疗药物杀灭而导致。化疗后出现呕吐反应时,首先可以从心理上安慰患者,呕吐是正常的现象;而后,可以通过静脉注射止吐药来缓解呕吐反应,也可以口服奥美拉唑保护胃肠道。此外,由于恶心和呕吐可导致营养不良,接受化疗的口腔癌患者应选择营养丰富、清淡、易消化的食物来促进食欲。其他常见的不良反应包括肝、肾毒性和心脏毒性等,可以由专科医师密切监测,常规应用相应的脏器保护剂进行预防或是减轻相应的症状。

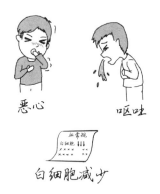

恶心　　　　呕吐

白细胞减少

121 什么是肿瘤的靶向治疗?

人体正常细胞和肿瘤细胞在分子水平上有很大的不同,肿瘤细胞内部某些特殊的蛋白分子、基因片段或基因产物已明确为致癌位点,针对这些致癌位点设计药物,药物进入体内后特异性地选择相应的致癌位点,与其结合并发生作用,使肿瘤细胞特异性死亡而不波及正常细胞,这就是肿瘤的分子靶向治疗。众所周知,传统化疗好比"地毯式轰炸",不管是肿瘤组织还是健康组织,都难逃其攻击范围,会引起癌症患者恶心呕吐、骨髓抑制等一系列严重的不良反应。与之不同,靶向治疗具有"精确制导"的特点,能够分清"敌我",高效并选择性地杀伤肿瘤细胞,减少对正常组织的损伤,因而毒性更低,避免了传统化疗带来的不良反应。

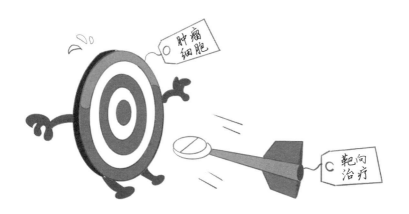

122 目前口腔癌常用的靶向药物有哪些?

在口腔癌治疗中,常用的靶向药物包括两大类。一类是抗表皮生长因子受体(EGFR)的靶向药物,该类药物以头颈鳞癌普遍表达的 EGFR 为靶点,特异性地结合并杀伤肿瘤细胞,临床上常用的代表药物包括西妥昔单抗注射液,商品名"爱必妥",目前是NCCN 指南推荐的头颈鳞癌的一线用药,已经纳入我国医保范围。国产同类药物是尼妥珠单抗注射液,商品名"泰欣生"。另一类是抗血管生成类的靶向药物,该类药物以血管内皮生长因子受体(VEGFR)为靶点,特异性地抑制肿瘤内的血管新生,从而杀灭肿瘤细胞,以阿帕替尼和安罗替尼为代表,可以通过口服给药,较为方便。靶向药物虽然不良反应相对较轻,但具体用药方案和剂量还是需要临床医师结合相关适应证和循证医学证据具体确定,以达到精准治疗的效果。

123 靶向治疗会有不良反应吗？该如何处理？

尽管目前普遍认为靶向治疗准确性较高，不良反应较小，但部分患者仍可能因为靶向治疗而发生不良反应。口腔癌靶向治疗中，较为常见的不良反应有皮疹、高血压、出血和肝损伤等。皮疹主要是在药物作用后的 2 周内出现，一般表现为痤疮样皮疹、手足皮肤脱屑皲裂、皮肤干燥瘙痒等，可以在医生指导下外用氢化可的松软膏、克林霉素凝胶、夫西地酸软膏等。如伴随瘙痒，可使用抗过敏药物，如扑尔敏、酮替芬，或使用他克莫司软膏、口服多西环素或米诺环素等。高血压为抗血管靶向药常见的不良反应，包括阿帕替尼和安罗替尼，可引起各级高血压，甚至是 3 级高血压以及蛋白尿，需要内科医生进行对症降压治疗。一般来说，靶向治疗引起的不良反应，多为轻至中度的不良反应，无须特殊处理。如发生较为严重或较为特殊的不良反应，则需要停药或减少药物剂量。通过积极对症治疗，大部分情况下这些不良反应也能够得到缓解，并且患者能够继续接受治疗。面对靶向治疗可能导致的不良反应，患者及家属应该配合医师在治疗过程中密切观察身体情况，只要能够早期识别、早期预防并及时干预，大部分不良反应都是可以被控制在安全的范围内的。

124 什么是肿瘤的免疫治疗？

正常情况下，人体免疫系统可以识别并清除身体里的癌变细胞,但为了生存和生长,癌变细胞能够通过"伪装"和"麻痹"等多种策略,逃避免疫系统的追捕与清除。肿瘤的免疫治疗是指通过激活与更新人体自身免疫系统,恢复机体正常的识别并杀灭肿瘤细胞的能力,从而控制与清除肿瘤的一种治疗方法。常用的免疫治疗方法包括免疫检查点抑制剂、治疗性抗体、癌症疫苗、细胞治疗和小分子抑制剂等。目前,口腔癌治疗中主要应用的是免疫检查点抑制剂相关药物,以 PD-1 和 PD-L1 抑制剂为代表,帮助免疫细胞重新识别癌变细胞并将其清除。初步研究表明,虽然只有大约 20% 的头颈鳞癌患者对该类治疗有反应,但通过与化疗或分子靶向治疗联合可以显著提高疗效,而且一旦起效,可以较长时间的稳定维持抗肿瘤效果,可使局部晚期患者的肿瘤明显缩小,延长生存时间。

125   PD-1 和 PD-L1 分别是什么意思?

PD-1 的全称是 programmed death 1,中文译作"程序性死亡蛋白 1"。PD-L1 的全称是 programmed death ligand 1,中文译作"程序性死亡蛋白配体 1"。PD-1 主要表达在免疫细胞表面,特别是具有杀伤癌细胞能力的免疫 T 细胞表面,而 PD-L1 则主要表达在癌细胞表面。这两种分子就好比钥匙和锁,两者一旦结合,就可以启动免疫 T 细胞的"刹车"装置,让原本冲向癌细胞并杀灭癌细胞的免疫 T 细胞暂停下来,癌细胞得以继续存活并生长。陈列平实验室最先发现这个现象和机制,而后,科学家们进一步合成生产出了针对这两个分子的抗体,特异性地阻断二者的结合,取消 T 细胞识别杀灭癌细胞的暂停键,大量 T 细胞得以恢复战斗力,冲向癌巢,清除癌变细胞。

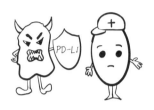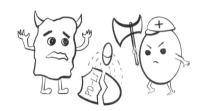

126 TPS 和 CPS 在口腔癌选择治疗方案和疗效预测中有什么作用?

PD - L1 表达水平的高低会直接影响到免疫检查点抑制剂的免疫治疗效果,而 TPS 和 CPS 是评价 PD - L1 表达水平的两个最重要的评价指标。TPS 评分,指的是肿瘤细胞阳性比例分数,也就是 PD - L1 有表达的肿瘤细胞数在所有肿瘤细胞中的所占比例,TPS 在本质上是一个百分比数值。

$$TPS = \frac{任何强度\ PD - L1\ 膜染色阳性肿瘤细胞数}{肿瘤细胞总数} \times 100\%$$

CPS 评分指的是综合阳性分数,也就是癌变微环境中,所有表达 PD - L1 的细胞数(包括肿瘤细胞和癌巢内淋巴细胞、巨噬细胞以及间质细胞)与肿瘤细胞总数的比值再乘以 100,CPS 在本质上应该是一个百分制数值。

CPS = (PD - L1 膜染色阳性肿瘤细胞数 + PD - L1 阳性肿瘤相关免疫细胞数)/肿瘤细胞总数 × 100

一般来说,肿瘤患者的 TPS 值或 CPS 值越高,对免疫治疗的效果也越好。口腔癌免疫治疗通常以 CPS 值这个指标选择方案和预测疗效。

127 口腔癌常用的免疫治疗药物有哪些？疗程与价格如何？

狭义上讲，实体瘤的免疫治疗是指免疫检查点抑制剂治疗，目前已经临床广泛应用的包括 PD－1 抑制剂、PD－L1 抑制剂和 CTLA－4 抑制剂（国内未上市）。国内的 PD－1 抑制剂分为进口的和国产的两大类，进口的包括帕博利珠单抗（Pembrolizumab），也就是老百姓所说的"K"药，中文商品名叫可瑞达（Keytruda），还有纳武利尤单抗（Nivolumab），也就是所说的"O"药，中文商品名叫欧狄沃（Opdivo）。国产原研的 PD－1 抑制剂有卡瑞利珠单抗（中文商品名：艾瑞卡），特瑞普利单抗（中文商品名：拓益），信迪利单抗（中文商品名：达伯舒）和替雷利珠单抗（中文商品名：百泽安）。PD－L1 抑制剂目前只有进口的，分别是度伐利尤单抗（Durvalumab），也就是所说的"I"药，中文商品名为英飞凡（Imfinzi），以及阿替利珠单抗（Atezolizumab），也就是所说的"T"药，中文商品名为泰圣奇（Tecentriq）。

国家药品监督管理局批准使用的口腔癌免疫治疗药物只有帕博利珠单抗和纳武利尤单抗两种，在使用上一般为 3 周用药 1 次，用药 4 次后（约 3 个月）进行一次疗效与安全性评估，总体价格大约为每年 7 万元。相信随着国产药物的陆续获批应用，免疫治疗的价格会有一定程度的下调。

128 什么样的口腔癌患者可以用免疫治疗？

总的来说，基于 PD‐1 抑制剂和 PD‐L1 抑制剂的免疫治疗，只有 20％左右的人能够从中获益。因此，并不是所有肿瘤患者都适合做免疫治疗。根据现有的临床观察，预测免疫治疗疗效的重要因素是 PD‐L1 表达水平和肿瘤突变负荷。PD‐L1 表达水平越高，提示使用该类免疫治疗获益的可能性越大，以最具代表的"K"药（帕博利珠单抗）为例，NCCN 指南建议使用前均需进行 PD‐L1 表达水平的检测，复发、不可切除或转移的口腔癌患者 CPS 评分＞1，优选免疫联合化疗；若 CPS 评分＞20，则推荐免疫单药治疗作为其一线治疗方案。

随着临床研究的不断深入，有大量证据表明免疫治疗也可以作为手术治疗前的诱导治疗，有利于缩小肿瘤、降低复发率、延长远期生存时间和提升生活质量。这方面的研究还在探索中，有望改变口腔癌的治疗模式。

特别需要说明的是，免疫治疗的使用指征需要肿瘤科专业医师根据患者的肿瘤特性与自身特点进行综合评估确认，有条件者治疗前可以进行高通量基因检测，进一步明确肿瘤的突变负荷，排除可能存在的超进展基因。超进展基因的出现可能会使 PD‐L1 高表达的患者在接受免疫治疗后，肿瘤不但不能缩小，反而出现快速的进展，即超进展现象。

129 免疫治疗有不良反应吗? 该如何处理?

免疫治疗尽管耐受性良好,严重的不良反应较为少见,但因其对全身免疫系统均有作用,故免疫治疗仍会引起一些不良反应。在临床实践中,发生频率相对较高的不良反应有:

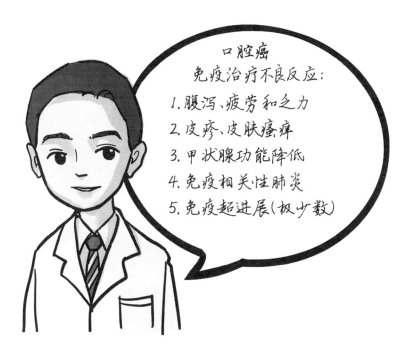

（1）腹泻:比较常见,大概有 30% 的患者会出现腹泻症状,可能与肠道的免疫反应有关。

（2）疲劳和乏力:发生率在 16%～24%。

（3）皮肤反应:较常见,患者可能有皮疹、瘙痒、脱发等表现。

（4）甲状腺、垂体、肾上腺等内分泌系统功能紊乱：3％～13％的患者出现甲减。

（5）免疫性肝炎：5％的患者会发生表现为转氨酶的升高。

（6）免疫相关性肺炎：发生率在5％，但一旦发生，后果比较严重。

免疫治疗的大部分不良反应均为1～2级的轻中度，针对相关症状对症处理即可，密切观察，必要时停药。而少数3～4级严重不良反应，需要立即停药并对症治疗或用激素治疗的方法来缓解、阻止免疫系统的攻击。此外，实际治疗过程中，有极少数患者可能会出现超进展的现象，也需要及时停止免疫治疗。

130 中医药治疗口腔癌有哪些优势？

手术、放疗、化疗在肿瘤治疗中起着重要的作用，我国特有的中医药治疗也为人类抵抗肿瘤贡献着自己的力量。近40年来中医不断发展，实验证实有效的抗肿瘤中草药近200种，其中近半数已进行了较为系统的临床实验验证。中医药治疗口腔癌主要有三个方面的优势：

（1）控制口腔癌前病变，尤其是口腔白斑，常用的如绞股蓝等。

（2）扶正培本，调理改善口腔癌患者全身情况，配合手术、放化疗减毒增效，常用的有参阳方颗粒冲剂。

（3）术后进行中医药治疗，帮助恢复患者的体质状态，增强抵抗力。

需要强调的是，中医药对肿瘤局部的控制作用较差，不合理的中医药治疗，譬如针灸刺激肿瘤、草药敷贴肿瘤，不但达不到治疗

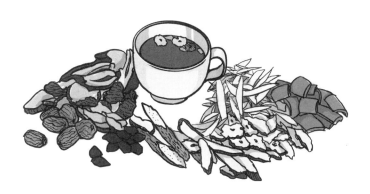

肿瘤的目的，反而会刺激肿瘤生长和转移。因此，口腔癌患者和家属一定要正确认识中医药的优缺点，切忌盲目相信"包治肿瘤"。

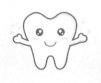

护理疑问篇

131 口腔癌患者的入院健康教育有哪些内容?

入院健康教育是指住院部的病房护士在患者及家属入院后的
24 小时内,向他们介绍住院环境、分管医护人员和相关规章制度,
帮助患者及家属尽快熟悉病区环境,以稳定的情绪积极地配合医
护人员开展临床治疗工作。口腔癌患者入院健康教育的具体内容
一般包括:

(1)住院房间和病区公共环境介绍。

(2)医护人员介绍,特别是患者的具体床位医生和责任护士。

(3)病区管理制度,包括请假流程和安全注意事项等。

(4)病区内自助及便民服务设施。

(5)住院期间享有的权利和应遵守的义务等。

专业的入院健康教育,往往是建立良好的医患关系、取得最佳
治疗效果的第一步。

132 口腔癌患者的术前健康教育有哪些内容?

口腔癌患者从住院至进入手术室开展手术治疗之前的这段时
间称为手术前期。在这段时间里,病房护士会从患者的生理和心
理两个方面进行全面的护理准备工作,告知患者在手术之前需要
在哪些方面做好哪些准备,让患者心中有数的同时,减轻他们对手
术治疗的焦虑,使患者处于最佳状态,有利于他们配合治疗和术后
快速康复。口腔癌患者的术前健康教育一般包括:

（1）饮食和休息：包括术前禁食、禁饮要求，活动与休息相结合，减少体力消耗等。

（2）个人卫生清洁：剪指甲，勿化妆，摘去各类首饰等。

（3）术中用物准备：包括准备好需要带入手术室的影像资料等。

（4）患者术区自身准备：主要是术前 1 天进行手术区域的皮肤准备，如理发、剃须等。

（5）适应性训练：告诉患者如何在床上大小便，如何正确使用便器等。

（6）家属配合：告知家属在术前、术中及术后如何配合医护人员，帮助患者尽快康复。

133　口腔癌患者如何进行口腔清洁?

口腔是一个污染环境，有大量的细菌存在，因此，需要每天刷牙清洁。口腔癌患者的口腔清洁更加重要，因为感染和肿瘤的发展存在互相促进的作用。虽然口腔癌患者因为口腔内肿瘤的疼痛、出血或是张口困难，可能无法进行常规的口腔清洁，但我们还是要尽一切可能，尽量保持口腔的相对清洁，具体方法包括：

（1）口腔癌手术前的患者，建议使用软毛牙刷蘸清水、淡盐水或刺激性小的牙膏刷牙，注意勿刷触肿瘤部位，以防引起疼痛不适或出血，同时，每次用餐后漱口。

（2）张口困难的患者，无法刷牙清洁，建议使用漱口水清洁，包括使用清水、淡盐水或是专门的口腔漱口液。患者可以自己，或是在家人或医护人员的帮助下进行定期的口腔冲洗。

（3）手术后，患者能适度张口，口腔内创口及皮瓣愈合情况允许时,建议及时恢复刷牙,可以使用儿童小头软毛牙刷,轻柔刷牙,避免直接刷触伤口。

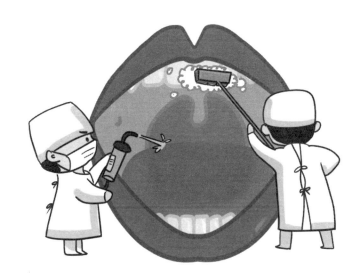

134 口腔癌患者术后如何进行口腔护理?

　　口腔癌患者术后的口腔护理,要比术前的口腔护理复杂得多,除了需要做好口腔清洁护理,还需要观察口腔内的手术创口情况,甚至还有口腔内移植皮瓣的情况。口腔癌术后,患者往往不能自行刷牙,也不能通过口腔进食,口腔自洁功能较差。此时,护士会定时通过床头的吸引装置,吸除患者口腔内唾液及创口分泌物,同时会使用生理盐水、漱口水等进行口腔冲洗清洁,促进伤口愈合。口腔清洁的同时,护士还会观察患者口腔内伤口是否存在过度肿胀、出血、开裂和感染等情况,并及时告知医生,做相应处理。如患者同期接受了游离皮瓣修复,那么,术后护士会每隔 1～2 小时观察口腔内皮瓣的颜色、质地及形态,及时发现可能出现的皮瓣危象。由于口腔内伤口往往较深,不易观察,需要器械拨动,可能会引发患者不适,需要得到患者的理解和高度配合。

135 如何为口腔癌术后患者吸痰?

口腔是呼吸道的起始,呼吸道内的分泌物及时通过口腔或是鼻腔排出,是保持呼吸道通畅的关键,而吸痰是确保口腔癌患者术后呼吸道通畅的重要措施。口腔癌患者术后由于局部不适而无法正常咳痰,加上口腔癌手术的创伤和局部潜在感染,尤其是做了预防性气管切开的患者,痰液会非常多,需要及时吸除,否则,引起窒息或是吸入性肺炎的风险极高。一般来说,口腔癌手术后的患者,床头都会有负压吸引装置,接上吸痰管就可以有效吸痰。

吸痰时需要注意以下事项:

(1)陪同家属可以配合护士,密切观察患者病情,如发现喉部有痰鸣音,或是气管切开口处有痰液不断溢出时,可以及时使用床边呼叫器呼叫护士进行吸痰。

(2)吸痰管为一次性用品,注意清洁操作,避免交叉感染。

(3)吸痰动作轻柔准确,避免直接触碰伤口,尤其是将吸痰管伸入气切套管口内进行气管内吸痰时,一定要控制好深度,根据患者的气道反射反应及时调整。

(4)吸痰过程中注意观察患者血压、呼吸、心率及血氧饱和度,如有不适及时停止操作。

(5)每次吸痰时间<15秒,如痰液较多需要再次吸痰,应间隔3～5分钟。

（6）吸痰时可以动态调节负压，负压太小会导致不能有效吸痰，负压太大会导致气管损伤，具体可以根据患者痰液的黏稠程度进行调节，一般吸引器负压维持在 120 mmHg 左右，痰液太浓的时候，可以适当滴入湿化液体稀释痰液，使其便于吸出。

136 口腔癌患者术后多长时间可以饮水进食？

大多数口腔癌手术都需要在全麻下进行，由于全麻药物的代谢排出需要一定的时间，再加上全麻后胃肠功能恢复也需要一定的时间。所以，患者术后是不能马上饮水进食的。否则，胃肠道功能尚未恢复，吃下去的食物可能会引起反射性呕吐，此时麻醉药还

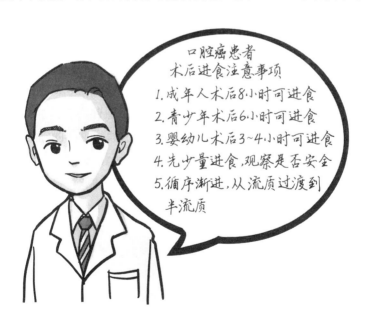

未完全失效的患者不能进行有效的呛咳反应，可能会导致呕吐物进入气管，引起患者窒息。

一般情况下，口腔癌患者，成人术后 8 小时才可进食，青少年术后 6 小时即可进食，婴幼儿术后 3～4 小时可进食。进食的时候，要本着"密切观察，循序渐进"的原则，先少量饮水，观察后如未出现呕吐等不良反应，再考虑逐步进食少量流质及半流质饮食。特别提醒，有些患者术后会说自己非常口干，想喝水，但时间又没到，此时，我们可以用棉签蘸水湿润患者的嘴唇，缓解口干症状。

137 如何帮助口腔癌患者通过鼻饲管进食？

为了减少口腔运动，保持口腔清洁，最大限度促进口腔内伤口早期愈合，医生往往会建议口腔癌患者在手术后 3～5 天内不要通过口腔进食。此时，就需要通过插胃管（鼻饲管）的方式保障患者的饮食摄入。在胃管置入时，首先应嘱患者头部抬高 30°～40°，将胃管沿一侧鼻孔缓缓插入，并不断进行吞咽动作，方便胃管通过"嗓子眼"进入食道，继续深入，到达一定深度后（一般成人在 45～60 cm）可以回抽，看是否有胃液，然后注入空气，用听诊器检测是否可以在腹部听到气泡声，双重确认后，再询问患者的主观感受，三者都正常后，记录刻度，固定胃管。胃管进食时，要本着"少量多次，边注入边观察患者反应"的原则，每次鼻饲量控制在 250～300 mL，鼻饲时间为 15～20 分钟，每次间隔 90～120 分钟。鼻饲后半小时不可翻身、拍背、吸痰，防止发生误吸。如果患者不能耐受鼻饲管的异物感，或出现鼻饲液胃肠道反应严重，也可以用全静脉营养进行替代。

138 口腔癌患者误吸的常见原因有哪些？如何预防？

误吸是一个非常严重的临床并发症，是指患者在进食或非进食状态下，胃内容物、口腔分泌物或食物等，直接通过"嗓子眼"进入气管或是肺部，严重时可引起下呼吸道感染、气道阻塞，甚至是窒息和死亡。口腔癌手术患者是发生误吸的高危人群，原因主要有以下几方面：

（1）口腔癌手术大都需在全麻下进行，全麻状态下以及苏醒过程中，患者意识不清，吞咽功能不全，口腔分泌物及伤口渗出物不能下咽，误吸入气管及肺部的风险较高。

（2）口腔癌手术大都会涉及口腔和口咽等解剖结构，一方面，手术本身会造局部组织水肿；另一方面，手术也可能引起解剖结构产生改变，从而导致患者术后吞咽、咳痰等能力减退，导致误吸发生。

（3）口腔癌手术后，部分患者在一段时间内需要通过鼻饲管进食，鼻饲管进食过快或过多都容易引起恶心呕吐等胃肠道反应，导致误吸发生。

（4）口腔癌患者，特别是游离皮瓣修复术后 3～5 天内，需要患者平卧，降低头颈转动以免产生皮瓣微血管危象的风险，而平躺姿势进食也是口腔癌术后发生误吸的重要因素。

为了降低口腔癌患者术后误吸的发生率，需要及时为患者吸出口腔内分泌物。进食时，保持适宜的进食体位（如半卧位或抬高床头适当角度），做到密切观察，少量多次进食，如发生呛咳等反应时，应立即停止进食。此外，带气囊的气切套管要经常保持气囊充盈，可以有效防止口内分泌物、呕吐物倒流进入气管，预防误吸的发生。

139 口腔癌患者术后如何预防深静脉血栓？

深静脉血栓是指血液在深静脉内不正常凝结引起的静脉回流障碍，常发生于下肢。下肢深静脉血栓一旦脱落，随血液流动可能会进入大脑、心脏或肺脏，引起相应的器官内血管堵塞，危及生命。口腔癌患者大多高龄，加之部分患者需同期行皮瓣修复，要求术后3～5天绝对卧床，大大增加了术后发生深静脉血栓的风险。有研究表明，口腔癌术后深静脉血栓的发生率可以达到15%～40%。

由此，非常有必要采取适当措施预防深静脉血栓的发生，具体方法包括：

（1）高风险患者入院后，尽早进行血凝状态的评估，尤其是血栓弹力图检测。

（2）术后条件允许的情况下，鼓励患者早期下床活动。

（3）手术前后，应用相应的药物预防深静脉血栓形成，如低分子肝素等。

（4）术后可以采用抬高下肢，应用血栓弹力袜等机械措施降低深静脉血栓形成的概率。

（5）定期检测D-二聚体，指标异常或患者出现相应器官的梗塞症状，如呼吸困难、瞳孔或是心率、血压异常变化，应及时行CT血管造影检查。

140 口腔癌患者的术后体位有哪些要求？

口腔癌患者手术后不同时间的体位要求也有所不同。所有接受全身麻醉的口腔癌患者，术后 6 小时内建议平卧，头偏一侧，因为麻醉药物代谢需要一定的时间，患者意识、吞咽、呛咳等生理性反射还没有完全恢复之前，平躺头偏一侧的体位，可以有效减少呕吐及误吸情况的发生。术后 6 小时内，不建议下床如厕，可以在病床上使用便盆。术后 6 小时，各项生理保护性反应基本完全恢复，可以垫枕或摇高床头，如无头晕、乏力等不适可采取半卧位，这时可以下床排尿，但需家属陪同。手术后第 2 天，在患者体力允许的情况下，鼓励患者早期下床活动。如果患者接受了同期游离皮瓣修复手术，则需要患者配合采取平卧、头颈部制动体位 3~5 天，以防止脖颈运动挤压血管导致皮瓣危象，但头颈部之外的区域，如双臂和双侧下肢，建议在病床上进行简单的伸展和弯曲运动，以利于局部血液循环，降低外周血管的血栓形成率。

141 口腔癌患者术后生命体征观察指标有哪些？

生命体征观察指标是指维持生命存在的重要指标的观察监测。口腔癌患者术后生命体征观察指标包括：

（1）患者的意识状态：是否出现嗜睡、昏睡或昏迷。理论上，麻醉药物停用后，患者应该在 30~60 分钟内苏醒，意识逐步恢复。

如果超过时间后,患者的意识还没有逐步恢复,要考虑是否出现颅内病变,如脑梗死等。

(2)瞳孔:主要观察双侧瞳孔大小(3～4 mm)及是否对称,光照是否有缩小反射,是判断大脑状态的一个直观指标。

(3)心率:每分钟的心脏搏动次数是否正常,波形是否正常。

(4)血压:是否正常稳定,有没有忽高忽低,血压不稳定会增加心脑血管意外的发生风险。

(5)呼吸:频率是否正常,呼吸过慢或过快都需要引起注意。尤其是血氧饱和度,正常情况下都在95%以上;如果低于90%,就要排除是否存在呼吸道阻塞,或者是否有肺部梗塞的可能性。

142 口腔癌患者术后的伤口观察指标有哪些?

口腔癌术后,对患者的生命体征需要密切监测,对手术伤口也需要密切观察。口腔癌患者的手术伤口一般包括三个部分,分别是口腔内、面颈部以及皮瓣获取部位。口腔内的伤口,主要观察伤口是否肿胀、出血、感染或是开裂。对同期修复的患者,还要重点观察皮瓣的状态,每隔1～2小时对皮瓣的色、形、质、温度及皮纹等进行观察。如皮瓣出现瘀斑、表面发紫,说明回流静脉可能堵塞;如皮瓣灰白、表面脱皮、针刺不出血,则提示可能存在动脉缺血,都需要及时进行处理。面颈部伤口和取瓣部位伤口,主要观察是否肿胀、出血、积液、感染,以及引流管内液体的量、颜色和浑浊度。一般来说,引流液在术后的前两天会深红,而后逐渐变淡,当24小时的量在20～30 mL以下,就可以考虑拔除引流管。颈部如果有气管切开的话,还要特别关注切口是否通畅、清洁,有无感染、渗血,有无黏稠痰液堵塞,确保呼吸道通畅。

143 如何对口腔癌患者进行心理干预调节?

口腔癌本身以及后续的治疗,或多或少都会给患者带来一定程度的功能和容貌的影响,造成患者的焦虑和抑郁。因此,在诊疗全过程中,有必要对患者进行及时的心理干预和调节。住院期间,患者和家属应充分与医护人员沟通,接受健康教育,充分了解病情以及注意事项。可以通过焦虑和抑郁自评量表评定患者的焦虑和抑郁水平,必要时患者还可以接受专业的心理咨询。出院后,家庭护理也是口腔癌患者心理干预中的重要部分,患者家属应该充分意识到家人陪伴、安慰和帮助的重要性。在日常的照顾活动中,可以通过播放轻柔的音乐、更换浅色的床单、摆放绿色植物等方法,让患者的身心得到放松。此外,参加病友交流会,鼓励患者分享心声、表达疑惑,甚至解答其他患者的困惑、鼓励其他患者,也有助于分散患者的注意力,帮助他们走出负面情绪,获得更加健康积极的心态。

144 为什么口腔癌患者需要营养支持治疗?

口腔位于消化道的起始部位,是人体摄取食物的重要器官,口腔癌会明显影响患者的进食功能,加之口腔癌细胞自身增殖也需要消耗能量,因此,口腔癌患者在手术前一般都存在一定程度的营养不良。手术后,口腔癌患者的进食功能在短期内会受到更大程度的影响。同时,由于创伤和应激反应导致蛋白质分解速度加快,如果手术后再继续接受放、化疗,出现口腔放射性溃疡或是胃肠道化疗反应,会进一步加重患者的营养不良。有研究表明,口腔癌患者营养不良的发生率高达 40%～80%,其中重度营养不良的发生率为 20%～40%。一旦出现长期的严重营养不良,口腔癌患者的治疗耐受性和敏感性都会降低,并发症发生率也会进一步增高,从而延长住院时间,增加治疗费用,最终影响口腔癌患者的整体疗效。因此,营养与支持治疗是口腔癌治疗的重要组成部分,有效的营养干预可以帮助患者快速恢复,获得更好的治疗结果。

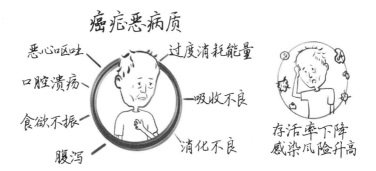

145 肠外营养输注时有哪些注意事项?

肠外营养(PN)是指通过输液管向患者静脉血管内输入人体所需营养素的治疗方法。简单来说,就是将营养物质直接输入患者的血液循环,由各个脏器直接吸收转换为能量,不需要经过胃肠道的消化处理。肠外营养主要针对需要禁食的口腔癌患者,可以有效维持患者的营养状况,促进体重增加、创伤愈合。由于肠外营养类似于"挂盐水",因此输注时需要注意以下几个方面：

（1）保持输液穿刺管区域定期消毒，无菌清洁。

（2）保持输液导管通畅，避免扭曲、挤压。

（3）严格控制并保持输注速度，过快会加重心脏负担。

（4）输注过程中密切观察患者反应，如出现高热或其他不适，可能是营养液产热、对营养物的过敏或是导管感染等原因，应及时向医护人员反映以得到妥善处置。

肠内营养输注时有哪些注意事项?

肠内营养（EN）是指将水状或是稀糊状的食物通过胃管或肠管输送到患者的胃部或是肠道，这些食物经过胃肠道吸收后为机体提供营养支持。相对于肠外营养，肠内营养具有方便、低价、营养素可通过生理性胃肠吸收、有利于维持正常胃肠功能等优势，是口腔癌患者重要的营养支持方式之一。具体的营养物质可以包括营养粉剂、医用营养液体和家庭自制匀浆膳食（牛奶、豆浆、汤或鱼、肉、蔬菜等食物研碎成糊）。粉剂营养素与奶粉一样使用方便，食用前只需加入适量冷开水冲开即可，需要注意的是，这种营养素不能高温蒸煮，加温至38℃左右即可。

在输注肠内营养液时应注意：

（1）保持鼻饲管的鼻部或胃造瘘口处的皮肤清洁干燥。

（2）胶布妥善固定导管，每次使用完后都需用清水冲洗导管，防止食物残留堵塞导管。

（3）经鼻饲管注入食物时，可让患者采取半卧位，头、颈处于高位，防止导管内的营养液反流造成误吸。

（4）在输注营养液的过程中，最好每 4 小时抽吸一次胃内残余的液体量，如果超过 150 mL，应该暂缓输注。

（5）秋冬天可以启用输入装置的自加温功能，让食物加温后进入胃肠道，减少刺激。

（6）配制好的营养液可以在 4℃ 以下的冰箱内保存（使用时加温），并在 24 小时内用完。

（7）输注过程中，如发现患者出现呛咳、憋气、呼吸急促等反应，应鼓励患者坐起来，头低偏向一侧，咳出吸入物，并马上联系医护人员处理。

147 口腔癌患者带气套管回家应该怎样护理？

有一部分口腔癌患者，由于手术创口较大，气道阻塞风险较高，手术后需要长期携带气管套管。因此，出院前，病房护士会告诉患者家属，提早购买便携式吸引装置和雾化加湿器，同时会对家属和患者进行居家气管套管护理的健康教育和培训，具体内容包括：

（1）清洁消毒：每天至少清洁内套管 4 次，痰多时要适当增加清洗的次数；消毒时，取下内套管放于双氧水（过氧化氢溶液）中浸泡 5 分钟，取出，在流动水下用棉签刷净，再次放入双氧水中浸泡 20 分钟，生理盐水冲洗，再次检查套管内有无凝固痰块，而后将内套管放入外套管并固定。

（2）保持室内湿度 60%～70%，必要时应使用空气加湿器。

（3）患者应掌握有效的咳痰技巧，在吸气末屏气几秒，再进行呼气并用力咳嗽，借助腹部压力将痰液冲出气道，家属应协助拍背排痰。

（4）每日雾化吸入湿化气体，可以稀释痰液，防止气道阻塞。

（5）避免异物、水进入气套管，外出时佩戴防护纱，尽量不去或少去人流密集的场所。

（6）保持气管套管系带的松紧度适宜，以放入患者的一指为宜。

（7）不建议携带气套管的患者游泳、淋浴。

（8）出现以下情况应立即就医：带管期间如发生气促、憋气、胸闷等不适，取出内套管检查、清洗后症状并未好转；气管套管脱出，尝试重新插入套管失败或插入套管后患者有气促等不适症状。

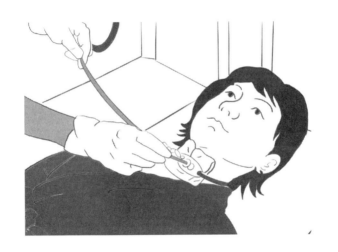

148 口腔癌患者什么情况下需要做胃造瘘手术？

胃造瘘是指通过手术植入管道使胃内部和外界相通，然后通过这个管道给患者提供营养物质或者进行胃肠减压的一种方法。通俗来讲，就是通过手术从肚皮上开个洞，直接通向胃部，以方便将食物、营养物质、药物等直接注入胃内,达到补充营养和治疗的目的。口腔癌患者一般通过鼻饲管就可以保障营养摄入了,但是如果患者需要长期携带鼻饲管,或是对鼻饲管非常不耐受,则可以考虑接受胃造瘘手术。特别是非常晚期的口腔癌患者,或是术后需要放、化疗辅助治疗的口腔癌患者,相较于鼻饲管,胃造瘘手术更适合长期补充营养,持续高效地改善患者营养状态。目前,胃造瘘手术常采用经皮内镜下造瘘的方法,创伤小、费用低、护理简单,在门诊即可完成。

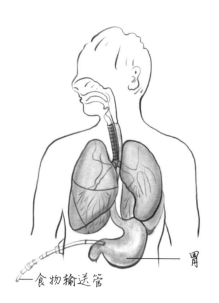

胃

食物输送管

149 口腔癌患者的胃造瘘口应该如何清洁护理?

口腔癌患者接受了胃造瘘手术后,日常生活中,要特别注意胃

造瘘口的护理和清洁,包括:

（1）观察造瘘管是否有阻塞、移位、脱落等现象。

（2）造瘘口周围敷料是否干洁、造瘘口伤口是否有外露感染,是否有流液、出血、硬块、红肿等不良反应。

（3）每天需要用碘伏消毒液消毒造瘘口皮肤,及时更换造瘘口敷料。

（4）注意休息,活动、洗澡时应将瘘管固定在胸壁上,避免因晃动引起疼痛。

（5）洗澡后避免污染,可以用消毒棉签擦干瘘管周围皮肤,涂用抗生素防止感染。

（6）在进食前后用温水 50～100 mL 进行冲洗管道,保证造瘘管道的通畅。

（7）造瘘管道使用时间超过半年后,需注意观察管道是否有破损或老化现象,及时更换。

150 口腔癌患者术后多长时间可以刷牙?

　　口腔癌患者经过手术治疗后,可能会因为局部疼痛或是张口受限,导致口腔清洁变得相对困难。但术后的口腔清洁对感染控制和伤口愈合至关重要,建议在条件许可的情况下,勤漱口、多刷牙,以保持口腔清洁和重塑口腔微环境健康。一般来说,口腔癌术后早期(术后 1～3 天),在护士专业的口腔护理基础上,患者可以自己采用漱口方式增加口腔清洁度。口腔内的中、小手术,可以在术后 4～7 天逐渐使用儿童软毛牙刷进行口腔清洁,不选用含有薄荷等刺激性成分的牙膏,刷牙动作轻柔,争取刷到牙齿的每个面。口腔癌大手术,尤其是皮瓣修复患者,术后 4～7 天,建议以专业护士的口腔护理清洁加上自己的漱口清洁为主;术后 9 天起,基本可以逐步使用牙刷清洁。拆线初期,刷牙应避开缝合伤口及皮瓣区,如因张口受限等原因而无法刷牙,可以咨询医生后使用冲牙器,通过口腔冲洗来维持牙齿与口腔清洁。

151 口腔癌患者术后经常没有大便正常吗?

大便频率和排便多少与饮食结构、饮食习惯等直接相关。正常人每 1～2 天排便 1 次属于生理现象,如果超过 3 天没有排便则需引起重视,排查是否有便秘。口腔癌患者因生活环境改变,术前禁食、禁饮,术后心理焦虑以及术后的饮食结构变化较大(早期以流质为主,固体产渣食物很少)而导致的排便不规律或 3～4 天内无便意,属于正常现象。随着伤口恢复,进食逐步过渡到半流质或是普通固体食物,大便自然会正常。口腔癌行皮瓣修复的患者,因体位制动及行动不便,需卧床 5～7 天,影响肠道蠕动,加上鼻饲以液体水分为主,可能术后 5～7 天内均无大便,这时,可以给予腹部热敷与按摩,促进肠道运动,保持排便通畅,也可以遵医嘱适当的服用润肠通便的药物或者配合开塞露。若应用上述方法仍无改善,或是排便困难同时出现腹痛、腹胀等症状,应立即联系医生、护士做相关检查与处理。

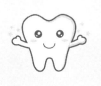

康复疑问篇

152 什么是口腔癌的三级预防?

恶性肿瘤,防重于治。口腔黏膜从健康状态演变为口腔癌,历经多个步骤,针对不同阶段,采取不同的预防措施,意义重大。与大多数恶性肿瘤一样,口腔癌的预防也分为三个级别:

(1)一级预防:又称病因预防,也就是从发病的源头进行干预预防,找出口腔癌发生的致病危险因素并加以纠正或制止,如劝诫健康人群不吃槟榔、戒烟、不过度饮酒、保持良好的口腔卫生习惯,并及时处理口腔内锐利牙尖和不良修复体等,是降低口腔癌发病率的根本措施。

(2)二级预防:又称"三早"预防,即对口腔癌的早发现、早诊断和早治疗,包括早期发现各类癌前病变,如口腔红、白斑,扁平苔藓,口腔黏膜下纤维化等,采取相应的针对性治疗。

(3)三级预防:又称临床预防,也就是在口腔癌症状明显表现出来之后,针对患者病情采取相应的治疗,包括手术,放、化疗等,消灭癌症、恢复功能、促进康复、提高患者的生存率和生存质量。

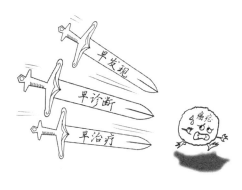

153 普通人群怎样进行口腔癌筛查?

早期口腔癌治愈概率很高,可以达到85%,到了晚期治疗效果就很差了,治愈率仅约40%。因此,通过筛查,早期发现口腔癌并及时治疗非常重要。普通人群可以参加正规医疗机构组织的口腔健康相关问卷调查、口腔健康普查,定期去医院进行口腔卫生清洁和口腔健康维护,由口腔专业医生进行针对性的早癌筛查。此外,还可以通过居家自检的方式,日常生活中留心观察自己的口腔是否有经久不愈的溃疡,口腔黏膜是否有白斑、红斑或黑斑,面颈部是否能摸到硬结、肿块等,一旦出现可疑症状,应尽快就医。

154 口腔癌的预后如何?

口腔癌是最常见的头颈部恶性肿瘤之一,主要发生于中老年人,男性多于女性,口腔癌的预后与肿瘤大小、病理分级、临床分期,以及是否接受规范化治疗和是否按照医嘱定期随访等多种因素密切相关。目前,全世界范围内,口腔癌的5年总生存率约67%。也就是说,100例口腔癌患者,不论早期还是晚期,只有67人能够活过5年。但是,早期口腔癌患者5年生存率却可以达到85%。因此,口腔癌的早发现、早诊断和早治疗非常重要。中晚期口腔癌患者,虽然预后整体不佳,但是专业人员还是在不断努力,探索新方法,包括被寄予厚望的免疫疗法,旨在提高患者生活质量的同时,尽量延长患者的生存时间。

155 口腔癌患者术后如何进行随访复查？

复发和转移是恶性肿瘤的两大特性。因此，口腔癌患者手术治疗后需要定期到主诊医师门诊进行随访和复查，做到异常情况早发现、早处理。一般术后第 1 年，每 1～2 个月复查 1 次；术后2～5 年每 3～6 个月复查 1 次；5 年以上每 6～12 个月复查 1 次。门诊随访时，医生会先询问患者有无自觉的异常，然后，会通过口腔及面颈部的观察及触摸检查，结合 B 超（2～3 个月 1 次）、CT 或MRI（半年 1 次）等影像学检查来综合判断有无复发、转移的可能。随访时，患者一定要带好所有的既往治疗资料，尤其是每次的出院小结，便于医生快速了解病史，更加高效精确地复查。此外，医院或医生也可以通过信函、电话或网络等方式进行随访，了解患者近期的病情是否稳定，有无异常变化。

156 口腔癌患者复查时需要携带哪些资料？

口腔癌患者复查时需要携带哪些资料呢？很多患者及家属可能会有这个疑问。一般来说，术后复查应常规携带以下资料：

（1）就诊卡或者医保卡。

（2）门诊病历本（建议不要反复更换门诊病历，以保持每次复诊信息的连续性）。

（3）出院小结（包括外科、放疗以及化疗的出院小结）。

（4）术前、术后影像资料和病理报告。

其中,出院小结是主治医师对患者每次住院诊疗情况的总结,包括患者的完整病史、治疗情况、病理情况等,是主诊医生高效、准确地掌握患者病情的最重要资料。既往的影像学检查资料也可以帮助医生快速、动态地了解疾病的发生和发展情况。因此,为了复查的高效性和准确性,请口腔癌患者和家属复诊时带好以上资料,按照医生要求的时间进行复查。

157 口腔癌为什么会复发和转移?

恶性肿瘤的复发是指肿瘤原发部位经过彻底治疗后,再次出现恶性肿瘤细胞生长。恶性肿瘤的转移是指癌细胞离开原发部位,到达远处淋巴结或脏器定植后生长并引起相关症状。目前,口腔癌的复发、转移率约为45%,其中局部复发率约为13%,颈部淋巴结转移率为15%～30%,远处转移率为5%～15%。远处转移部位以肺最为常见,肝、骨等也可发生。口腔癌出现复发、转移的原因可能包括:

(1)各种治疗方式杀死了全部或部分成年癌细胞,但对幼年癌细胞作用欠佳。

(2)患者免疫力低下,癌细胞休眠躲过免疫清除后,原位苏醒导致复发。

(3)癌症情况严重,循环血液内也存在癌细胞,这些细胞可以回到原发肿瘤部位再次生长。

(4)颌面部血管和淋巴组织丰富,口腔运动频繁,容易促进癌细胞转移至周围管道,譬如淋巴管和血管,在此基础上进一步播散。

复发、转移是导致口腔癌患者治疗失败的主要原因,其内在机制目前仍处于探索研究中。

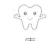

158 口腔癌复发、转移时可能有哪些征兆？

　　口腔癌复发、转移时可能会有一些征兆。如果能够早期识别这些征兆，早做处理，就可能获得相对较好的治疗效果。根据病情不同，口腔癌患者术后复发、转移的征兆也各不相同，这些征兆包括患者自觉手术区域不舒服，自觉近期口腔有异味，有新近出现的疼痛感或是麻木感，或是自觉近期吞咽困难、言语不清，或是患者口腔原来手术区域出现了新生肿物或基底较硬的溃疡，甚至是出现张口受限、牙齿松动或是头颈部放射状疼痛，或是触摸到颈部有包块，或是出现骨骼疼痛、肺部呼吸不畅等。此时，医生手法触摸检查，再结合 CT 或 MRI 甚至是 PET/CT 检查，就基本可以判断是否复发、转移。有些很早期的复发、转移，也可以通过监测血液里的肿瘤相关指标，尤其是异常的 DNA 进行早期预警。需要说明的是，并不是所有复发、转移都有征兆，有些复发"悄无声息"，或者在比较隐蔽的地方而难以被发现。因此，定期随访复查是早期发现复发、转移的基本手段，也是根本手段。

159 口腔癌复发、转移后还能治疗吗？

　　口腔癌术后的复发、转移多发生于中晚期患者，此时应综合考虑患者自身体质情况和肿瘤复发的范围，为患者制订多学科参与的个性化治疗方案。单纯局部复发、没有远处器官转移的患者，经过医生评估,肿瘤有再次局部根治的可能性,建议直接手术治疗或是术前采用药物控制性治疗,达到缩瘤目的后再行根治手术。但是,复发后再手术的成功率会明显低于原发肿瘤手术,因此,一定要和患者及家属做好术前沟通并告知。虽然远处没有转移,但局部复发病灶根治可能性不大,特别是涉及颅底、颈动脉或是翼腭窝的患者,一般不首先考虑手术,因为很多时候,手术并没有让患者获益,反而加速疾病进展,缩短了生存时间。局部没有复发,只是出现了远处转移的患者,一般来说,如果仅仅是肺部的单个或 2 个转移灶,可以考虑微创手术切除,达到根治;否则,建议药物姑息治疗。

160 晚期口腔癌患者如何缓解疼痛?

疼痛是癌症晚期的一个主要症状,80%～90%的晚期口腔癌患者都会伴有剧烈的疼痛。在疼痛缓解上,除给予抗癌治疗外,还应给予止痛治疗,缓解疼痛的方法包括:

(1)轻度疼痛时,采用非药物镇痛,包括采取舒适体位、卧床休息,分散注意力(听音乐、看笑话、阅读、回忆趣事等)和物理疗法(按摩、冷敷等)。

(2)中度和重度疼痛患者,可以按照三阶梯镇痛原则进行用药。第一阶梯使用非阿片类镇痛药物,如布洛芬、阿司匹林等;第二阶梯患者使用非阿片类镇痛药不能控制疼痛,应加用弱阿片类药以提高镇痛效果,如可待因、曲马多;第三阶梯患者使用强阿片类镇痛药物,如吗啡、芬太尼贴剂等;

(3)心理护理和健康教育:向患者介绍疼痛的产生原因和治

疗办法,缓解患者的紧张、恐惧心理,并根据患者的个人实际情况给予针对性心理护理,解除患者的精神负担,缓解疼痛。

161 口腔癌患者的饮食原则有哪些？需要忌口吗？

口腔癌患者手术前,因癌肿部位溃疡或疼痛,使得患者咀嚼、吞咽困难,长此以往可导致全身水和电解质代谢失衡和营养不良。因此,口腔癌术前应禁食辛辣、刺激和过硬的食物,以防刺激性疼痛或出血;同时应鼓励口腔癌患者进食流质或半流质等易吞咽和消化的高蛋白食物,防止因肿瘤进展引起机体过度消耗和营养不良导致不能完成后续治疗,影响预后。

口腔癌患者术后因口腔内存在伤口,需根据医生医嘱进食流质或半流质食物,或经鼻饲管进食流质饮食。因肿瘤患者机体消耗大,加之手术创伤和术后体液等丢失,体质多较为虚弱。为了尽快恢复体力,建议患者术后多进食高蛋白(肉泥、肉汁)、高维生素(新鲜蔬菜水果汁等)、高热量的饮食,以促进机体康复。

口腔癌患者康复随访过程中,建议清淡饮食,多食用植物性蛋白、水果和蔬菜,适量肉类,忌食辛辣刺激食物,滴酒不沾。

162 是否应该让患者知道病情？

从法律层面来说,每个患者对自己疾病和身体情况都有完全的知情权。《中华人民共和国侵权责任法》第五十五条规定:医务人员在诊疗活动中应当向患者说明病情和医疗措施。

在口腔癌诊疗工作中,一般建议以下告知原则:

(1)对是否告知患者病情,在一定程度上取决于患者的知情愿望,且认为家属拥有最终告知决策权(一般先告知家属再由家属决定是否告知患者本人)。

(2)在告知患者病情前,会根据患者的个人情况(年龄、性别、个性、心理承受能力及个人信仰等)和病情综合考虑,由医护人员和家属组成的告知小组共同确定告知模式,进行有计划、分步骤的多次告知,以得到患者的全力治疗配合。

(3)告知病情后,家属应密切注意并及时疏导患者的不良情绪。

(4)医护不能为了配合家属隐瞒病情而篡改患者的出院诊断或其他有关疾病的诊断记录。

163 口腔癌患者术后出现"嘴歪漏气"是什么原因?

"嘴歪漏气"是典型的面瘫症状。通俗地说,就是笑的时候嘴巴歪,喝水的时候嘴唇闭不紧,水从口角流出来。这是因为口腔癌手术治疗时,往往需要同期行颈部淋巴结清扫手术,医生因术中暴露需要会解剖并保护面神经下颌缘支,因此,患者术后可能会出现口角歪斜、鼓腮漏气。事实上,颈清手术并不会切断面神经下颌缘支,只是分离保护,所以,这些反应都是暂时性的。而且,每个人的反应程度也不一样,有些人手术后没有任何面瘫反应;有些人是轻度,1周左右就能全部恢复;还有少数患者反应会比较强烈,需要

3～6个月才能恢复,甚至还有1‰的人终身不能恢复。因此,手术前一定要充分告知患者及家属这些可能发生的情况,如果术后出现面瘫症状,一般建议早期使用神经营养药和激素,促进神经快速恢复。

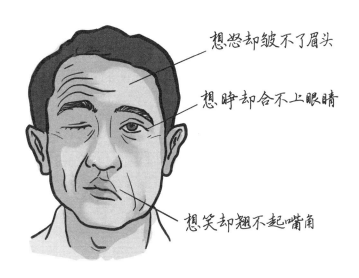

想怒却皱不了眉头

想眨却合不上眼睛

想笑却翘不起嘴角

164　为什么口腔癌患者术后会出现抬肩无力?如何锻炼恢复?

有些口腔癌患者术后发现自己抬高肩膀时候没有力气,有些担忧。事实上,部分口腔癌患者术后出现抬肩无力、抬臂酸痛等症状,是与手术治疗时颈部的副神经损伤有关。口腔癌的淋巴结转移常见于颈上部的Ⅱ区,而这里恰恰也是副神经穿行的地方。因此,这一区域的淋巴结清扫手术不可避免地会碰到副神经。由于术中牵拉损伤、转移淋巴结与副神经粘连难以分离需切除副神经,

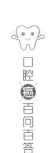

或术后肿胀压迫等都可能造成副神经受损,表现为术后短期内耸肩无力、肩胛下沉。一般来说,副神经损伤是颈部淋巴结清扫术术后常见的并发症,发生率约 20％。如患者术后出现抬肩无力症状,大可不必担忧,只要副神经没有因为肿瘤粘连而被切除,这些症状都可以通过科学的肩胛肌群强化训练得以康复。具体康复训练方式如下:背靠墙站直,手呈自然垂放,然后手平举与地面平行,顺势外展维持 5 秒后再回到自然垂放。上述动作连续 10 次为一回合,每天训练 3～5 个回合,长期坚持,大部分患者都能恢复。

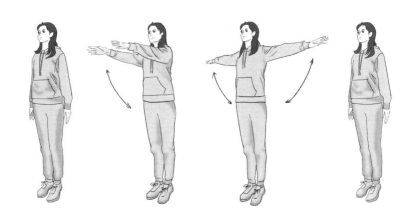

165 口腔癌患者什么时间可以装义齿?

牙齿承担着咀嚼和语言等重要生理功能。口腔癌手术往往需要拔除肿瘤附近的牙齿,导致患者术后处于缺牙状态,影响患者的正常咀嚼功能。那么,口腔癌患者术后多久可以装义齿呢?如果是早期口腔癌患者,局部控制把握较大,一般在手术后 3 个月左右

进行牙齿修补；可以直接种牙，也可以先安装可摘义齿，观察 1～2
年稳定无复发后，再行种植牙修复。如果是中晚期口腔癌患者，局
部复发的风险相对较大，手术后还可能需要接受放疗，那么建议术
后半年再考虑装牙齿，而且建议装可以自由摘下来的活动义齿，便
于后续的观察与监测。放疗后的口腔癌患者一般不建议做种植牙
修复。

166 口腔癌患者放疗后为何出现口干？如何处理？

口干是口腔癌患者放疗后最常见的并发症之一，发生原因如下：

（1）口腔癌手术，特别是在做淋巴结清扫时，会切除一些唾液
腺组织，包括部分腮腺、颌下腺、从而引起唾液分泌量减少。

（2）唾液腺通常位于头颈部肿瘤及淋巴结的放疗区域，放射
线会明显影响唾液腺的功能，造成双侧腮腺的不可逆损伤，导致
口干。

由于唾液具有润滑、免疫、促进消化和保护口腔黏膜等重要作
用，且大多数患者的口干症状不会自行好转，需要积极地采取治疗
手段。传统的手段是多喝水（出门就带个水杯），保持口腔湿润，或
是用湿润剂和唾液替代品以暂时缓解症状。药物治疗上，毛果芸
香碱、西维美林和阿米福汀也被证明能改善患者口干症状，但通常
也伴随着一些不良反应。此外，一些新型治疗手段，如电针疗法、
下颌下腺转移疗法、改进的放射技术等也会在一定程度上改善放
疗引起的口干症状。

167 口腔癌患者术后如何进行言语功能锻炼?

口腔作为人体重要的共鸣腔和调音器官,对发音起着极其重要的作用。口腔癌手术导致唇、舌、牙、腭等组织缺损,可能会引起患者术后出现不同程度的语音功能障碍,需要在术后进行康复训练加以恢复。需要说明的是,口腔癌根治手术同期或者术后,对上述缺损组织进行修复是开展康复训练的前提。一般来说,口腔癌术后,如患者存在语音功能障碍,可于术后 1~4 周内进行语音训练,对唇、舌、腭、张口等功能进行康复训练。具体的训练内容包括:

(1)唇的发音训练:双唇紧闭,屏气达到一定压力,突然爆发,气流冲出双唇;撅起嘴唇作吹口哨状发"呜",张口嘴唇发"咿",重复交替;上下唇内缩后发"吧",鼓起两腮发"啪",鼓起两颊做漱口状。

(2)舌的发音训练:反复将舌尽量前伸,然后缩回;口形保持张开,舌尖反复用力抵上腭(也就是"天花板"),舌体前伸;舌尖尽量上翘,持续 2~3 秒;舌体两侧卷起,通过双唇之间前伸;舌尖抵上中点,贴唇向左环绕 1 圈,回到上唇中点,再向右绕唇运动 1 圈;舌在口腔内上下摆动;将口形缩成圆形,舌在口腔内上下左右摆动;用吸管吸饮料,将舌牵引到口腔后部。

(3)腭的发音训练:按汉语腭裂语音字母表从简单到复杂有计划地进行训练,先从元音、辅音开始,再由单音节逐渐过渡到字词、短句,待患者能熟练、准确读出各种短句即可进入短文和会话训练,选用绕口令、诗词朗诵等,在读准每个音节的基础上,语速由慢至快,在生活中积极创造良好语境,多用普通话交流。

(4) 张口训练:应用市面常见的橡皮擦,规格 40×20×10 mm,训练时将颌间固定物取下,患者张口,用一侧磨牙咬住橡皮擦最窄处,即 10 mm 高度,然后用同样的方法训练另一侧,逐渐变化增加高度直至张口接近 40 mm。

168 口腔癌患者术后如何进行吞咽功能锻炼?

口腔癌的治疗会导致一定程度的吞咽障碍,发生率为 60%~80%。吞咽障碍可引发营养不良、脱水、吸入性肺炎甚至是窒息等一系列不良后果,严重影响患者的生活质量。因此,口腔癌患者术后,经医生评估有吞咽障碍风险的,可以进一步运用专业的吞咽评估工具或量表进行吞咽障碍严重程度和误吸风险评定,及时接受吞咽功能指导训练。吞咽功能训练一般在患者术后 3 天左右即可开始,无皮瓣危象及病情稳定的条件下进行,每天 4 次、每次 10~20 分钟的训练,持续 7 天。训练内容主要包括:口腔感觉和运动训练、气道保护训练、门德尔松吞咽训练和代偿训练。在患者出院后仍需进行半年以上的自我训练。需要说明的是,吞咽训练是一项专业度要求较高的工作,患者需在医生的指导和培训下完成,以免发生危险。

169 口腔癌患者术后如何进行张口训练?

张口受限是指患者的自主最大张口度不能达到自身的食指、中

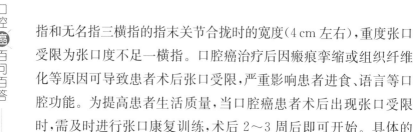

指和无名指三横指的指末关节合拢时的宽度（4 cm 左右），重度张口受限为张口度不足一横指。口腔癌治疗后因瘢痕挛缩或组织纤维化等原因可导致患者术后张口受限，严重影响患者进食、语言等口腔功能。为提高患者生活质量，当口腔癌患者术后出现张口受限时，需及时进行张口康复训练，术后 2～3 周后即可开始。具体的张口训练方法包括主动和被动张口训练两种：

（1）主动张口训练：适用于轻中度张口受限患者。方法如下：自然状态下做最大幅度的张口练习，配合训练唇部、颊部、颈部的肌肉运动。张口至颞部肌肉稍有胀感，保持此姿势约 5～10 分钟，休息 1 分钟，重复此动作，练习 3～4 个循环，每天练习 3 次。

（2）被动张口训练：适用于中重度张口受限患者。方法如下：准备好张口器，将口尽力张开，从一侧磨牙处塞入张口器，逐步加力使张口器至颞部肌肉稍有胀感，保持 10～15 分钟，用同样的方法训练另一侧，每日训练 3 次。

参考文献

［1］邱蔚六. 口腔颌面外科理论与实践［M］. 北京：人民卫生出版社，1998.

［2］张志愿. 口腔颌面肿瘤学［M］. 济南：山东科学技术出版社，2004.

［3］张志愿. 口腔颌面外科学［M］. 8 版. 北京：人民卫生出版社，2020.

［4］张陈平，［澳］Nabil Samman. 下颌骨重建的基础与临床［M］. 上海：上海科技教育出版社，2009.

［5］何三纲. 口腔解剖生理学［M］. 8 版. 北京：人民卫生出版社，2020.

［6］国家癌症中心. 2020 中国肿瘤登记年报［M］. 北京：人民卫生出版社，2022.

［7］高岩. 口腔组织病理学［M］. 8 版. 北京：人民卫生出版社，2020.

［8］Sung H, Ferlay J, Siegel R L, et al. Global cancer statistics 2020: globocan estimates of incidence and mortality worldwide for 36 cancers in 185 countries ［J］. CA Cancer J Clin, 2021,71(3)：209－249.

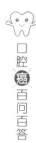

［9］Siegel RL, Miller KD, Fuchs HE, Jemal A. Cancer statistics, 2022［J］. CA Cancer J Clin, 2022,72(1):7 - 33.

致 谢

　　本书审校过程中，得到了上海交通大学医学院附属第九人民医院口腔颌面头颈肿瘤科化疗专家任国欣主任医师、放疗专家朱国培主任医师、口腔病理科张春叶副主任医师、麻醉科严佳主任医师、放射科朱凌主任医师、董敏俊副主任医师和护理部侯黎莉主任护师的大力支持与帮助，在此表示衷心的感谢！

　　本书的出版得到了上海交通大学口腔医学院学科科研办公室陆海霞主任和黄铖老师的鼎力相助，在此表示由衷的感谢！

　　作为口腔癌的科普专著，本书得到国家口腔医学中心（上海）和国家口腔疾病临床医学研究中心（上海交通大学医学院附属第九人民医院）的出版资助，在此表示深深的感谢！